Charlotte Labouche

Der ultimative Sex für Männer

So bringen Sie sich und Ihre Partnerin um den Verstand

Charlotte
Labouche

Der ultimative SEX für Männer

So bringen Sie sich und Ihre Partnerin um den Verstand

mvgverlag

Bibliografische Information der Deutschen Nationalbibliothek:
Die Deutsche Nationalbibliothek verzeichnet diese Publikation in der Deutschen Nationalbibliografie; detaillierte bibliografische Daten sind im Internet über http://d-nb.de abrufbar.

Für Fragen und Anregungen:
info@mvg-verlag.de

Originalausgabe, 1. Auflage 2017

Nymphenburger Straße 86
D-80636 München
Tel.: 089 651285-0
Fax: 089 652096

Umschlaggestaltung: Marc-Torben Fischer, München
Umschlagabbildung: Shutterstock/Artem Furman
Illustrationen im Innenteil (S. 74, S. 120–134, S. 157, S. 158): Heike Kmiotek
Abbildungen im Innenteil: S. 45: Shutterstock/sakkmesterke, S. 59: Shutterstock/Kotin, S. 103: Shutterstock/Aleksandr Art, S. 139: Shutterstock/Kotin, S. 165: Shutterstock/Kseniya Ivanova
Layout und Satz: Daniel Förster, Belgern
Druck: GGP Media GmbH, Pößneck
Printed in Germany

ISBN Print 978-3-86882-697-5
ISBN E-Book (PDF) 978-3-86415-972-5
ISBN E-Book (EPUB, Mobi) 978-3-86415-973-2

Weitere Informationen zum Verlag finden Sie unter

www.mvg-verlag.de

Beachten Sie auch unsere weiteren Verlage unter www.m-vg.de.

INHALT

Vorwort 7

Teil 1 Bevor es zur Sache geht 9

Lebenselixier guter Sex 10
Schluss mit Mythen und Tabus 13
Worauf Frauen im Bett stehen 22
Guter Sex durch Selbstliebe 25
Safer Sex und Verhütung 28

Teil 2 Das Liebesspiel in fünf Akten 43

1. Akt: Den inneren Monolog abstellen
Von der Kunst der Verführung 45
2. Akt: Vorspiel bitte
Wie man Hände, Mund und Helferlein gekonnt einsetzt 59
3. Akt: Jetzt geht's zur Sache
Spielchen und Stellungen für frischen Wind in der Kiste 103
4. Akt Orgasmus gefällig?
Wege zur ungezähmten Lust. 139
5. Akt Nach dem Spiel ist vor dem Spiel
Bindung stärken oder Zeit für einen Abgang 165

Sexy Lexikon –
Bezeichnungen, die Sie kennen sollten 170

VORWORT

Die Welt des Sex ist grenzenlos. Sie ist wie ein Paralleluniversum, das uns durchdringt und erfüllt. Ultimativer Sex ist eine der schönsten Erfahrungen überhaupt. Er fördert die Bindung zwischen den Liebenden, kann so neue Liebe entfachen und alte Liebe beleben. Jeder kann ihn haben, denn es steckt keine große Kunst dahinter. Man muss keine besonderen Talente aufweisen, um ein wunderbarer Liebhaber zu sein – nur ein wenig Fingerspitzengefühl und Einfühlungsvermögen sind notwendig. Die übrigen Werkzeuge sind Technik und Kenntnisse. Beides ist erlernbar.

Sex ist ein Erlebnis, das von zwei Menschen genährt wird. Er ist gleichermaßen Geben und Empfangen. Es bedeutet, auf die andere zu achten und ihr Gutes tun. Sex ist Loslassen und Hingabe. Er ist kein Mittel zur Bestätigung. Denn wer diese sucht, ist sich nicht darüber im Klaren, wer er eigentlich ist. Erst wenn man sich selbst annimmt und mag, kann man sich dem Partner wirklich öffnen.

Entdecken Sie jedes Mal aufs Neue Ihre sexuelle Lust und lassen Sie diese vor allem auch zu. Lachen Sie zwischendrin aus vollster Seele, denn Sex hat viel mit Spaß zu tun. Nehmen Sie Ihre Impulse und die Ihrer Partnerin wahr und sprechen Sie Ihre Fantasien unverblümt vor ihr aus. Verharren Sie nicht in alten Mustern und wagen Sie immer wieder den Schritt auf unbekanntes Terrain. So erweitern Sie Ihre Sexualität und hauchen ihr immer wieder neues Leben ein.

Dieses Buch lädt Sie zu einem Streifzug rund um das Thema Sex ein, gibt Ihnen lustvolle Anregungen und erweitert Ihren erotischen Horizont. Sie können es in einem Stück durchlesen oder als Nachschlagewerk verwenden – das bleibt Ihnen überlassen.

Genießen Sie die Reise und stürzen Sie sich in die pure Lust!

Charlotte Labouche

TEIL 1

Bevor es zur Sache geht

LEBENSELIXIER GUTER SEX

Guter Sex und bestenfalls ultimativer Sex versüßen in jedem Alter das Leben. Guter Sex ist zwar nicht überlebenswichtig, stiftet aber ein unbeschreibliches Wohlgefühl, stärkt das Zusammengehörigkeitsgefühl der Liebenden, spendet Ausgeglichenheit und erhöht die Lebensqualität. Man fühlt sich danach vitaler und begehrenswerter. Er entspannt, verschafft durch die Ausschüttung von Endorphinen ein wunderbares Hochgefühl, bringt den Hormonhaushalt in Schwung und lässt den Östrogen- sowie den Testosteronspiegel ansteigen. Er fördert bei den Männern den Muskelaufbau und macht Frauen schöner. Sexualhormone sollen außerdem Schmerzen lindern und stimmungsaufhellend wirken.

Um sich der Lust in vollen Zügen hingeben zu können und tatsächlich ultimativen Sex zu haben, muss man loslassen und innerlich frei sein. Man sollte seinen Körper kennen und lieben und sich nicht durch unbegründete Tabus oder hyperstilisierte Mythen verunsichern lassen. Außerdem können Sie sich nur wirklich gehen lassen, wenn Sie gewiss sind, dass für Verhütung und Safer Sex gesorgt ist. So ungern letztere Themen auch angesprochen werden, sollten Sie ihnen doch Beachtung schenken. Guter Sex ist Balsam für Körper, Geist und Seele – lassen Sie sich das nicht entgehen!

Denn Genuss welcher Art auch immer schafft Lebensqualität. Damit ist auch die sinnliche Hingabe während des Sex gemeint. Nicht nur lang andauernde Liebesnächte können sinnlich sein, sondern eine schnelle Nummer kann genauso mit allen Sinnen genossen werden. Ganz gleich, wie lange ein Akt dauert, er hinterlässt doch Erinnerungen und Gefühle und beeinflusst unser Seelenleben. Man kann es nicht besser formulieren als der große Johann

Wolfgang von Goethe, der einst schrieb: »Kein Genuss ist vorübergehend; denn der Eindruck, den er zurücklässt, ist bleibend.«

Sinnlichkeit bedeutet, sich selbst und die Partnerin zu spüren. Das macht guten Sex aus. Besonders stimulierende Stellungen, Sex-Toys oder andere Helferlein sind das Sahnehäubchen auf der Torte, aber ohne das Empfinden von Genuss sind sie wertlos. Wenn wir guten Sex erleben, setzt unser Körper verschiedene Glückshormone frei. Wir fühlen uns wunderbar danach, sind euphorisch, glücklich, vitalisiert und entspannt. Das wirkt sich nachhaltig positiv auf unsere psychische sowie physische Gesundheit aus.

Auch One-Night-Stands ohne weitere Absichten lassen sich sinnlich auskosten. Es ist der Moment, der zählt. Nichts ist an eine Erwartung geknüpft. Man gibt und nimmt gleichermaßen und das gemeinsame Ziel ist pure Leidenschaft. Und wenn es doch in einem reinen *(Pardon!)* Geficke endet, sollten Sie auch das genießen oder Ihre Wahl beim nächsten Mal bewusster treffen.

Während der ersten Dates ist man häufig so verknallt, dass man überhaupt nicht richtig genießen kann. Zum Glück ändert sich das relativ schnell und der Genuss kann sich einstellen. Die Leidenschaft ist dann am Glühen und man würde seine Geliebte am liebsten mit Haut und Haaren auffressen. Jede Berührung lässt einen vor Wonne schaudern und man begibt sich von einem Liebesspiel ins nächste. Doch ist der Erwartungsdruck häufig groß und man möchte die Partnerin nicht enttäuschen. So kommt es, dass man sich verstellt und sich nicht wirklich hingibt. Im Grundet steht man sich selbst im Weg. Denn so kann es passieren, dass die Sinnlichkeit auf der Strecke bleibt. Geben Sie sich also einen Ruck: Lassen Sie jegliche Bedenken hinter sich und geben Sie sich der Liebe hin.

In langjährigen Partnerschaften herrscht oft Flaute im Bett, von leidenschaftlichen Küssen ganz zu schweigen. Am Anfang ist nun mal alles prickelnder. Aber dieses Knistern lässt sich mit etwas Engagement und Mühe wiederherstellen. Es wird ein anderes Begehren sein als in der ersten Verliebtheitsphase – nicht besser oder schlechter, einfach anders. Verabreden Sie sich zu einem Date, wie Sie es früher gemacht haben. Schmeißen Sie sich dafür in Schale, legen Sie Ihr Lieblings-Eau-de-Toilette an und hofieren Sie Ihre Partnerin wieder wie eine Königin. Tun Sie, was auch immer Sie möchten, um das einstige Feuer wieder zu schüren. Strengen Sie sich wieder beim Sex an, machen Sie Liebe, wie Sie es sich in Ihren kühnsten Träumen vorstellen. Entdecken Sie Ihre Sinnlichkeit wieder.

Das sagt sich nun alles so leicht, ist es aber tatsächlich auch. Sie genießen doch schließlich guten Wein oder Reisen, warum also nicht den Sex? Essen Sie beim Dinner in einem schicken Restaurant nur für das Sättigungsgefühl? Sicherlich nicht. Und genau das sollten Sie auch beim Sex nicht tun. Hier ist der Weg das Ziel! Ein Orgasmus ist schön, Sie können ihn aber nicht erzwingen. Lassen Sie ihn geschehen und genießen Sie jede Berührung mit voller Hingabe. Seien Sie sinnlich – sich und Ihrer Partnerin zuliebe!

SCHLUSS MIT MYTHEN UND TABUS

Um die natürlichste und wohl schönste Sache der Welt ranken sich zahlreiche Mythen, die in keiner Weise der Realität entsprechen. Ebenso realitätsfremd sind unbegründete Tabus, die sich die Menschheit irgendwann einmal selbst auferlegt hat. Um wirklich ultimativen Sex zu haben, sollte man mit ihnen brechen. Warum? Weil es Spaß macht!

Nichts als Mythen

Was wäre die Menschheit ohne Mythen. Sie sind nichts als behauptete Wahrheiten, die jeglicher Beweismacht entbehren. Und da der Mensch nur allzu gerne in Träumereien schwelgt und Dinge idealisiert, gibt es natürlich auch solche, die das Sexualleben betreffen. Da ist von stattlichen Dauererektionen, von lang andauerndem und häufigem Sex, Samenstau, unschlagbaren ersten Nächten, luststeigernder Enthaltsamkeit und der nicht vorhandenen Möglichkeit des Mannes, einen Orgasmus vorzutäuschen, die Rede. Vergessen Sie das alles, es ist schlichtweg nicht wahr!

»Die Größe macht's«

Natürlich finden es Frauen wunderbar, ein imposantes Gemächt vor sich zu haben. Machen wir uns darüber nichts vor. Glücklicherweise trifft aber die Behauptung, nur große Penisse könnten die Lust vollends stillen, nicht zu. Vielmehr sind die Härte und die Art, wie er zum Einsatz kommt, von Bedeutung. Da die sensibelsten Stellen innerhalb der Vagina nur wenige Zentimeter entfernt vom Scheideneingang sitzen, sollte es auch für einen kleineren Freund kein Problem sein, diese zu erreichen.

Besonders große »Hardware« kann bei bestimmten Stellungen, wie zum Beispiel dem Reiten, sogar unangenehm sein. Männer mit einer kleineren Ausstattung können ihre Bedenken und Komplexe also getrost hinter sich lassen.

Bei dem Wettkampf unter Männern um den größten Penis kann man ihnen nicht helfen. Er ist völlig unbegründet. Und fällt in die Kategorie Schwanzneid.

»Ohne Erektion gibt es auch keine Lust«

Erektionspannen haben nicht immer etwas mit Unlust zu tun. Gerade beim ersten Mal ist viel Aufregung im Spiel, manchmal trinkt sich Mann auch Mut an und genau das kann für einen Hänger sorgen, bedeutet allerdings nicht, dass er keine Lust hat. Daneben können Erektionsstörungen durch Medikamente oder gesundheitliche Störungen verursacht werden. Nehmen Sie die Sperenzchen Ihres besten Stücks also nicht allzu ernst.

»Lange Nächte ohne Pause«

Dauerliebesspiele sind eine wunderbare Erfahrung, sie bedeuten allerdings nicht, dass dabei unentwegt penetriert wird. Vielmehr ist es ein Wechselspiel aus liebevollen und wilden Küssen, sanften Streicheleinheiten, zärtlichen Pausen, heftigeren und zurückhaltenden Stößen usw. Auch dauert die tatsächliche aktive körperliche Vereinigung kaum einmal 30 Minuten an, wie so viele behaupten. Das mag dem einen oder anderen vielleicht deutlich länger vorkommen, aber die Realität sieht anders aus. Durchschnittlich beträgt die Zeitspanne vom Eindringen in die Vagina bis zum Orgasmus etwa fünf Minuten – Ausnahmen gibt es natürlich immer wieder. Freuen Sie sich, wenn Sie zu ihnen gehören!

Zu den häufig verbreiteten Ammenmärchen gehört ebenso die Annahme, dass der Penis des Mannes ein Stehvermögen von mindestens 30 Minuten hat. Wenn sich der beste Freund zwischendrin eine Pause gönnt, bedeutet das nicht, dass Mann keine Lust mehr auf seine Partnerin verspürt. Ihre Ausstattung ist schlicht nicht dafür konzipiert, dass sie über längere Zeit stattlich erigiert ist. Während einer Erektion schießt Blut in den Penis und belastet auf Dauer die dort sitzenden Gefäße, die so einem hohen Druck ausgesetzt sind. Aus diesem Grund steht der kleine Freund einfach nicht fortwährend stramm. Es liegt also nicht an mangelnder Lust, wenn das Stehvermögen im Schnitt alle 15 Minuten etwas nachlässt, sondern ist ein Schutzmechanismus des Körpers. Lang andauernde Liebesspiele sind allerdings trotzdem möglich, da Ihr bestes Stück nach einer gewissen Pause wieder hart werden kann.

Und da wären wir schon beim nächsten Thema: dem Orgasmusmarathon bei Männern. Ausnahmen gibt es immer wieder, allerdings beschränken sie sich im besten Fall auf junge Männer, die in der Blüte ihres Lebens stehen. Etwa zehn Minuten nach dem Orgasmus kann der Penis zwar wieder standfest werden, aber in der Endlosschleife ist dieses Spiel nicht möglich. So ist das auch von Mutter Natur nicht vorgesehen, denn Sex hat in der Evolution nur einen Sinn: die Fortpflanzung. Zur Fortpflanzung sind Spermien notwendig. Ist das Pulver einmal verschossen, dauert es eine Weile, bis der Körper neues Ejakulat produziert hat. Außerdem ist jeder Orgasmus kräfteraubend und frisst viel Energie. Jede Kondition stößt irgendwann an ihre Grenzen und Energiereserven müssen dann neu aufgetankt werden. Sind Sie nach der ersten Runde Sex total verausgabt, bedeutet das, Sie haben sich mächtig ins Zeug gelegt und Ihren Schatz umfassend beglückt. Sehen Sie es also positiv!

»Schmerzhafter Samenstau durch Enthaltsamkeit«

Ein unausgelastetes Sexualleben soll angeblich zu Samenstau führen, der Hodensack kann überschüssige Spermien nicht loswerden und es breitet sich ein Druck aus, der Schmerzen hervorruft. Das ist völliger Unsinn. Richtig ist, dass sich im Samenkanälchen der Hoden stetig neue Spermien bilden, die danach in den Nebenhoden transportiert werden und dort ausreifen. Insgesamt beträgt die Dauer des gesamten Entwicklungs- und Reifungsprozesses der Spermien etwa drei Monate. Reife Samenzellen werden in Nebenhoden und Prostata angesammelt und gelangen durch Kontraktionen der Samenleiter zur Prostata. Bei einem Orgasmus kommt es nun zum Samenerguss und die Spermien strömen über die Harnröhre nach draußen. Ist ein Mann längere Zeit nicht sexuell aktiv und widerfährt ihm kein Samenerguss, werden die Spermien von den körpereigenen Immunzellen abgebaut oder durch einen unwillkürlichen Samenerguss abtransportiert. So etwas wie einen Samenstau gibt es also nicht. Allerdings können sich Schmerzen im Hodenbereich tatsächlich ergeben, wenn Sie über längere Zeit erregt waren und es nicht zu einem Orgasmus kam. Diese Beschwerden sind dann allerdings nicht auf den mythischen Samenstau zurückzuführen, sondern die Folge von Krämpfen in der Samenwege-Muskulatur.

»Männer können nicht vortäuschen«

Dass viele Frauen aus welchen Gründen auch immer wieder mal hier und da einen Orgasmus vortäuschen, ist allseits bekannt. Hingegen scheint weniger bekannt zu sein, dass dies auch einige Herren der Schöpfung tun. Nun fragt man sich, wie das funktionieren kann, da der Samenerguss dann ja ausbleibt. Die Antwort ist ganz einfach: Ist die Frau besonders feucht, spürt sie manchmal den Samenerguss gar nicht mehr. Außerdem prüft sie sicherlich nicht nach, ob Liebessaft aus ihrer Scheide fließt, wenn sie die Beckenbodenmuskeln anspannt oder den Gang zur Toilette tätigt. Mit einem Kondom lässt sich der Orgasmus noch einfacher vortäuschen, da man das *Corpus delicti* ganz einfach verschwinden lassen kann. Aber ganz ehrlich, muss Vortäuschen wirklich sein?

»Mehrmals die Woche Sex ist ganz normal«

Es gibt Menschen mit einem ausgeprägten Sexualdrang, die täglich mehrmals über ihre Partnerin oder ein »Betthupferl« herfallen, und solche, die weniger Lust verspüren und sich schon mit einmal im Monat oder noch seltener zufriedengeben. Eine Regel gibt es in Sachen Quantität sicherlich nicht. Lassen Sie sich also nicht von irgendwelchen Zahlen unter Druck setzen. Leben Sie Ihre Sexualität so oft aus, wie es Ihnen gefällt, und pfeifen Sie auf das, was Sie in Zeitschriften lesen oder was Ihnen Ihre Bekannten erzählen.

Nachweislich verringert sich die Libido der Frau nach den Wechseljahren – das hat biologische Gründe. Das bedeutet allerdings nicht, dass sie völlig ausbleiben muss. Männer können sich ein Leben lang fortpflanzen, weshalb ihr Sexualdrang auch lebenslang anhält – wenngleich der sexuelle Appetit etwas abnimmt. Aber auch Stress und unangenehme Lebensumstände können bei Mann wie Frau das Verlangen nach Sex reduzieren. Fest steht, dass man in einer Beziehung oder auch im Singledasein das Liebesleben niemals einschlafen lassen sollte – sonst schlägt das leicht in Gewohnheit um. Wie oft jemand Sex hat, bleibt dabei jedem selbst überlassen.

»Enthaltsamkeit steigert die Lust«

Dass Enthaltsamkeit die Lust steigern kann, trifft nur bedingt zu. Vermisst man seinen Liebling, kann es durchaus passieren, dass man sich an der Vorstellung labt, mit ihr zu schlafen und ihre Berührungen zu spüren. Man befriedigt sich dann mit dem Gedanken an sie und malt sich aus, wie sensationell es jetzt wäre, wenn sie einem die Klamotten vom Leib reißen würde. Das kann durchaus antörnend sein und dazu führen, dass sich die Lust in einem aufstaut und sich das Objekt der Begierde beim nächsten Treffen warm anziehen muss. Hat man jedoch längere Zeit keinen Geschlechtsverkehr und erfährt keine Sinnlichkeit, lässt das Verlangen danach in der Regel automatisch nach. Dem kann man jedoch entgegenwirken und die Lust durch Selbstbefriedigung wieder auf Trab bringen.

»Der erste Sex ist unschlagbar«

Der erste sexuelle Kontakt gleicht in der Regel den ersten Gehversuchen. Mann weiß noch noch nicht genau, was der Liebsten gefällt, ist nervös, weil man alles richtig machen will, und letzten Endes total verkrampft, was der Overkill für jedes Stelldichein ist. Selbst wenn das nicht der Fall ist und man unverschämt entspannt ist, kennt man seine Partnerin und ihre Vorlieben noch nicht wirklich. Man muss sich herantasten, die Partnerin von Mal zu Mal besser kennenlernen und erforschen. Ein misslungenes Debüt bedeutet deshalb nicht, dass künftige Spektakel ebenso unbefriedigend sein müssen. Werden Sie zum Wiederholungstäter und lassen Sie sich davon nicht entmutigen! Wenn es aber nach dem vierten Mal immer noch für die Katz ist, ist meiner Erfahrung nach die Wahrscheinlichkeit relativ gering, dass das Ganze noch etwas wird.

Tabubruch

Zugegebenermaßen gibt es in Sachen Sex einige Tabus, die durchaus berechtigt sind. Zu nennen sind hier beispielsweise krankhafte Perversionen wie Pädophilie, mangelnde Hygiene, muffelnde und fleckige Laken, unpassende Bemerkungen, Vergleiche mit der Ex, das Verschweigen von Geschlechtskrankheiten und das Drängen zu Praktiken, die die Partnerin einfach nicht ausführen möchte.

Zum Glück existieren wirkliche Tabus, was Praktiken oder Neigungen anbelangt, nicht mehr viele. Jeder besitzt individuelle sexuelle Vorlieben und Vorstellungen. Solange alle Beteiligten damit einverstanden sind, ist (fast) alles erlaubt. Die Medien beten alles Mögliche rauf und runter und das Publikum schockiert glücklicherweise inzwischen fast gar nichts mehr – sollte man denken! Während Latex, BDSM oder Handschellen kaum noch für Erstaunen oder hochgezogene Augenbrauen sorgen, sind das offene Reden über Sex, Selbstbefriedigung oder Analsex in der Tat noch in vielen Köpfen tabu.

»Selbstbefriedigung macht man nicht«

Zum Thema Selbstbefriedigung kursieren die unfassbarsten Gerüchte: Sie sei sündhaft, komme innerhalb einer Partnerschaft Fremdgehen gleich, zieme sich nicht, sei pervers usw. Vor allem aber klebt der Makel der Ersatzbefriedigung an ihr. Dabei ist es eine wundervolle Art der Selbstliebe und nichts Verwerfliches. Sie erlaubt es, jeden Winkel des Körpers zu erforschen und zu erleben, macht sexuell unabhängig, bahnt den Weg zu himmlischen Orgasmen, frischt den Teint auf und entspannt.

Befindet man sich in einer Beziehung, ist sie alles andere als Fremdgehen und in der Regel auch kein Zeichen von Unzufriedenheit in der Partnerschaft. Vielmehr kann sie das Sexleben beflügeln, weil man der Partnerin dann wirklich zeigen kann, was einem gefällt, und so erhöht sich der Spaßfaktor im Bett. Wenn man seine Fantasien durch Pornos oder erotische Vorstellungen befeuert, heißt das ebenfalls nicht, dass man untreu ist. Das ist völlig in Ordnung, da weder seelische Vereinigung noch körperlicher Kontakt zu einer anderen besteht. Außerdem kann es der Partnerin sogar Lust bereiten, wenn sie ihrer besseren Hälfte beim Masturbieren zusieht.

»Über horizontale Angelegenheiten spricht man nicht«

Wir unterhalten uns täglich über verschiedenste Dinge unseres Lebens, seien es Job, Kinder, Hobbys oder der neueste Tratsch. Warum also sollten wir nicht über die schönste Nebensache der Welt sprechen? Jeder tut es, jeder hat Spaß dabei und es ist völlig natürlich.

Das bedeutet nicht, dass man im Fitnessstudio lauthals mit dem Trainer über die sexuellen Höhenflüge der letzten Nacht plaudern sollte. Jedoch kann Sex durchaus ein Gesprächsthema mit dem besten Freund sein. Man profitiert von den Erfahrungen und kann sich austauschen. Vor allem mit der Partnerin ist absolute Offenheit gefragt. So kann man Missverständnissen aus dem Weg gehen und seinen Bedürfnissen Gehör verschaffen. All das kann dem Sexleben neue Impulse schenken.

Abgesehen davon, muss man dabei ja nicht sprachlich ins Vulgäre abdriften, wenn man locker und entspannt darüber sprechen möchte.

»Analsex ist abartig«

Wir sehen auf antiken Vasen, Reliefs oder Wandmalereien Darstellungen, die eindeutig Analsex zeigen, lesen davon in ehrwürdigen Werken der Liebeskunst und kommen manchmal dort auch in den Genuss einiger passender Illustrationen. Analsex ist demnach keine Neuschöpfung unserer »verdorbenen« Epoche, sondern diente seit jeher der sexuellen Befriedigung. Warum stößt er dennoch auf so viel Ablehnung?

Viele gehen so verkrampft an die Sache heran, dass es ihnen natürlich keinen Spaß bereiten kann, wenn ein Penis oder ein Finger am Hintertürchen anklopft. Ist man jedoch entspannt, kann es einen in Wonne versetzen.

Sinnvoll ist in jedem Fall der Einsatz von Gleitgel, da man sich damit vor Verletzungen schützt. Auch haben einige Bedenken, was die Hygiene anbelangt. Diesbezüglich kann man verschiedene Maßnahmen ergreifen, die einem unschöne Folgen ersparen. Da wären die Anwendung eines Kondoms sowie die sorgfältige Reinigung des entsprechenden Körperbereichs. Auch sollte man danach nicht in die Scheide eindringen, da sich sonst Bakterien und Pilze aus dem Darm in der Vagina ausbreiten könnten, was zu Krankheiten führen kann. Aber ansonsten steht dieser sinnlichen Erfahrung nichts im Weg!

»Das Ding beim Namen nennen«

Wie sagt man nun? »Scheide« hört sich irgendwie schleimig an und »Glied« so medizinisch. Kann man dafür keine nettere Bezeichnung finden? Klar kann man. Bei den Bezeichnungen für das männliche Geschlecht muss man zugegebenermaßen manchmal etwas schmunzeln. Da ist von Gemächt, Zauberstab oder Lanze die Rede. Auch Schwengel, Latte oder Prügel werden synonym für den Penis verwendet. Fleischpeitsche oder Lustknochen sollte man sich vielleicht verkneifen. Und wie sprechen Sie über die Geschlechtsorgane Ihrer Partnerin? Kleine oder Süße sind niedlich. Muschi etwas dreckiger, aber durchaus geläufig. Blüte trifft es genau. Die Schamlippen sind die Blütenblätter und die Klitoris die Knospe oder der Blütenstempel. Callas sind wunderschön, Orchideen auch und sie erinnern zweifellos an die Pracht, die sich im Schoß der Frau befindet. Alles Übrige beruft sich auf Obst, das optisch an das weibliche Geschlecht erinnert: Feige, Pflaume, Aprikose und Co.

Im Verlauf dieses Buches werden die genannten Synonyme bewusst eingesetzt, denn Humor ist immer gut. Gerade Sex sollte man nicht allzu ernst nehmen.

WORAUF FRAUEN IM BETT STEHEN

Eine Bitte an Euch Männer vorab, weil es einfach immer wieder passiert: Lasst wildes Herumstochern wie eine Nähmaschine mit hechelndem Beigeräusch sein, es ist genau das Gegenteil von dem, was uns antörnt. Bestimmend: gerne. Hart: auch gerne. Rödeln: sorry, kein Bedarf!

Es mag sein, dass Euch die Damenwelt durch Vortäuschen und Schauspielkunst ein falsches Bild von dem gegeben hat, was ihnen an Euren Liebeskünsten wirklich gefällt. Aber bitte beherzigt diesen Rat: Wenn eine Frau dahinschmilzt und Eurem Sex verfallen ist, stöhnt sie aus tiefer Kehle, bewegt sich sinnlich, wird heiß und ganz feucht zwischen den Schenkeln. Nach dem Orgasmus wird es nicht lange dauern, bis sie sich an Euch schmiegt, das Becken kreisen lässt und ihre Brüste an Euch reibt, weil sie in die nächste Runde starten will. Tut sie das oder Ähnliches danach nicht und war sie so was von übertrieben im Bett, dass Ihr dachtet, Ihr habt es mit Orletta Ocean persönlich zu tun, tja … dann war es wohl eine ziemlich gute Show.

Worauf wir wirklich im Bett stehen? Das ist relativ einfach zu beantworten: Wir wollen verschmelzen, eins mit unserem Liebsten werden. Dabei stehen Raum und Zeit still. Der Atem stockt und alles fühlt sich leicht an, ein warmes Licht durchflutet unseren Körper und fließt gleichzeitig im Partner. Das ist das ultimativste Gefühl, das Sex auslösen kann. Und das wollen nicht nur wir Frauen. Es klappt nicht immer und nicht mit jedem – leider!

Deshalb stehen wir darauf, wenn der Mann mit uns schläft und uns dabei nicht als lebendiges Fleshlight ansieht. Rein-raus und abspritzen ist leider ein No-Go. Aber das sollte ja bekannt sein.

Das bedeutet nicht, dass Frauen immer auf ein stundenlanges Vorspiel pochen. Sicherlich kann es prickelnd sein, wenn sich Streicheln und Küssen länger hinziehen, man gegenseitig seine Körper erforscht, sich leckt, umarmt, drückt, seufzt usw. Genauso sexy und befriedigend kann für Frauen aber auch ein schnelles Abenteuer sein, bei dem man auf das Vorspiel pfeift, weil man schon so unglaublich heiß ist, dass man es nicht mehr aushält und nur noch den Penis des Mannes in sich spüren möchte.

Und da wären wir wieder beim ersten Punkt: Frauen stehen darauf, wenn man auf sie eingeht – egal, ob beim Quickie im Aufzug oder beim ausgedehnten Liebesspiel im Bett. Wichtig ist hierfür natürlich, dass die Herrenwelt weiß, wo die erogenen Zonen der Frauen sitzen und wie man sie am besten stimuliert. Zeigt uns, dass Ihr uns begehrt. Küsst uns stürmisch, leckt unsere Brüste, als ob es kein Morgen gäbe, schaut uns auch hier und da mal tief in die Augen und behandelt uns wie ein Heiligtum. Schmeißt uns ungezügelt auf die Bettkante und nehmt uns genüsslich von allen Seiten. Gebt uns das Gefühl, Eure Liebesgöttin zu sein. Das macht uns scharf.

Auf schüchterne Mauerblümchen fahren wir im Bett nämlich genauso wenig ab wie auf Pseudomachos, die grundlos einen auf dicke Hose machen. Die Mischung macht's. Wir wollen einen Mann in der Kiste, der weiß, was er will. Bestimmt, gefühlvoll, entspannt und leidenschaftlich sollte er sein. Selbstvertrauen ist einfach sexy – bei Mann und Frau, immer, auch im Bett. Dabei darf er auch gerne einmal das Kommando an sich reißen. Er darf sich aber auch gehen lassen und unseren Ritt auf seinem Penis genießen, sich dabei ausstrecken und uns machen lassen.

Ach ja und noch ein Rat zum Schluss: Schnelles Hin und Her ist nicht immer gut. Auch wenn es gut gemeint ist. Ein bisschen Gefühl bitte, die Herren. Es kann nicht schaden, das Tempo mit den Fingern oder dem Penis in der Vagina ein wenig zu drosseln.

Beziehungsweise ist es ratsam, langsam anzufangen und sich dann Schritt für Schritt in Sachen Geschwindigkeit zu steigern. Wenn eine Frau stöhnt, sich lustvoll aufbäumt und Eure Penetration offenbar genießt, heißt es Tempo beibehalten und damit ihr Becken in Wallung versetzen.

GUTER SEX DURCH SELBSTLIEBE

Erotik zu erleben, ohne Liebe für das Gegenüber zu empfinden, ist möglich. Unmöglich ist Erotik jedoch ohne die Liebe zu sich selbst – das gilt für Frauen ebenso wie für Männer. Die langfristigste Affäre, die man haben kann und vor allem haben sollte, ist die mit sich selbst. Masturbation ist ein Geschenk, das man sich selbst bereiten kann. Sie belebt die Lebensgeister und beschert Tag für Tag neues Vergnügen. Man lernt sich selbst zu lieben, entdeckt den eigenen Körper und löst nebenbei Spannungen.

Zumindest statistisch legen Männer öfter selbst Hand an als Frauen. Sie geben sich dabei Fantasien hin – oder auch nicht. Am Ende steht der Orgasmus. Das ist prima und verdammt gut so. Dabei haben Sie sicherlich Ihre bewährte Technik gefunden. Auch das ist gut. Allerdings kann es nicht schaden, ab und an Abwechslung und eine Portion Sinnlichkeit ins Spiel zu bringen. Machen Sie es sich nicht nur selbst, um zu kommen. Genießen Sie Ihren Körper, so wie Sie den einer Frau genießen.

Ihr Extravergnügen

Wenn Sie sich auf eine neue Art des Solospiels einlassen, werden Sie überrascht sein, wie Ihr Körper auf bestimmte Berührungen an verschiedenen Stellen reagiert.

Es gibt unterschiedliche Positionen, Techniken und Hilfsmittel, die sich anwenden lassen, um sich seiner ureigenen Sinnlichkeit hinzugeben. Probieren Sie es zwischendrin auch einmal mit einer knienden, hockenden oder sitzenden Position. Oder umschließen

Sie Ihren Penis zur Abwechslung nur mit Daumen und Zeigefinger. Damit man das Gefühl hat, eine fremde Hand sei zugange, kann man sich vorher eine Weile auf die Hände setzen. Sie werden dadurch nicht nur angenehm warm, sondern es breitet sich auch ein Taubheitsgefühl aus. Viele Männer schwören auch darauf, die linke Hand zu nehmen (sofern sie Rechtshänder sind), weil das Gefühl des Solosex dann etwas abgeschwächt wird. Das klingt total absurd, aber es soll sich auszahlen.

Feuchtigkeit kann generell nie schaden, weshalb wärmende Gleitmittel immer ein Plus sind. Damit flutscht das Ganze und wird noch schlüpfriger. Auch Spielzeug wie Anal-Vibratoren oder Masturbatoren (z.B. Fleshlights) sollten Sie hin und wieder einsetzen, um Ihre Lust zu beflügeln. Pornofilme sind zweifellos ein bewährtes Stimulationsmittel, aber wie wäre es einmal damit, die gute alte Fantasie selbst in Gang zu bringen?

Ach ja … wenn Sie das kleine Löchlein auf der Eichel beim Zurückziehen des Penis mit dem Finger verschließen und beim Zustoßen öffnen, ergibt sich eine Art Saugeffekt und es fühlt sich an, als würden Sie einen Blowjob verpasst bekommen. Probieren Sie das einmal aus!

Wenn aus Lust Sucht wird

Masturbation ist wunderbar und löst sensationelle Gefühle in uns aus. Wie oft »normal« ist, lässt sich nicht bestimmen. Werden jedoch Enthaltsamkeit und zeitweiliger Verzicht zu einer reinen Tortur und beeinflussen das Wesen negativ, ist der Verdacht auf eine Sucht nicht ganz unbegründet.

Während des Orgasmus mischt unser Gehirn einen berauschenden Hormoncocktail. Und wie bei stimmungserhellenden Drogen besteht Suchtgefahr – in körperlicher sowie psychischer Hinsicht.

Man gewöhnt sich an die übermäßige Hormonausschüttung und die ausbleibende Freisetzung der körpereigenen Stimmungsmacher kann sich beispielsweise in einer schlechten Grundstimmung äußern, die sogar in eine Depression münden kann.

Außerdem kann sich bei übermäßiger Selbstbefriedigung eine Art Abnutzungseffekt einstellen, der dem Solosex das Prickeln raubt. Deshalb gilt: Immer in Maßen – nicht zu selten, aber auch nicht übertreiben.

Darüber hinaus werden zur Masturbation häufig die sogenannten Wichsvorlagen gebraucht. Das ist so weit in Ordnung. Der Punkt ist allerdings, dass sich durch den einseitigen Konsum Fehlprägungen entwickeln können. Diese führen dazu, dass der Sex mit der Liebsten davon beeinflusst wird. Sex im Porno entspricht einfach nicht dem realen Leben. Und die Darstellerinnen verkörpern nicht die gängigen Bedürfnisse und Freuden einer Frau. Vergessen Sie nicht, es ist eine Show, eine Inszenierung. Im Porno geht es um Plastiksex. Im wahren Leben um Vereinigung. Verzichten Sie deshalb hier und da auf die heißen Filmchen von *Tubegalore* & Co. Es geht auch anders. Das dauert dann meistens ein bisschen länger, ist aber dafür umso intensiver.

SAFER SEX UND VERHÜTUNG

Ultimativer Sex bedeutet komplette Hingabe. Sind Verhütung und Schutz vor Krankheiten geregelt, steht dem Sich-gehen-Lassen nichts mehr im Weg.

Safer Sex wird meistens nur als Schutzmaßnahme vor AIDS angesehen, allerdings gibt es eine Reihe weiterer durch Sex übertragbarer Krankheiten: Syphilis, Tripper, Feigwarzen, Pilzinfektionen oder Chlamydien sind nur eine Auswahl jener Krankheiten, die man sich beim Sex einfangen kann. Viele dieser Erkrankungen machen sich erst im fortgeschrittenen Stadium anhand von Beschwerden bemerkbar. Setzen Sie deshalb wie bei der Verhütung auch hier auf Vorsorge! Safer Sex bietet Schutz und ist bei Geschlechtsverkehr außerhalb monogamer Beziehungen ein absolutes Muss.

Einige der nachfolgenden Geschlechtskrankheiten bringen schwerwiegendere Folgen für Frauen mit sich als für Männer. Das bedeutet nicht, dass Männer in Sachen Schutz nachlässig sein sollten. Zum einen können sie die Krankheit auf ihre Partnerin übertragen und zum anderen beeinträchtigt jede Infektion den Organismus – unabhängig von der Schwere der Symptome.

Mit Safer Sex die Gesundheit schützen

Die schönste Nebensache der Welt birgt Krankheitsrisiken, die man sich stets vor Augen halten sollte. Geschlechtskrankheiten werden durch Bakterien, Viren, Pilze oder Parasiten ausgelöst. Die Zahl der Infektionen mit Geschlechtskrankheiten zeigt eine steigende Tendenz. In Westeuropa geht man jährlich von 17 Millionen Neuinfektionen aus. Wer umfassend über Gefahren, Risiken und Übertragungswege informiert ist, kann sich davor schützen. Dabei ist die Verwendung eines Kondoms das empfohlene Mittel der Wahl. Nachfolgend erhalten Sie einige wissenswerte Informationen über die häufigsten Geschlechtskrankheiten. Bei Verdacht auf eine Infektion sollten Sie sofort einen Arzt aufsuchen, der Ihnen eine entsprechende Behandlung verschreiben wird.

Virale Infektionen

Viren gelangen über verschiedenste Wege in unseren Organismus, befallen gesunde Zellen und breiten sich aus. Ungeschützter Sex ermöglicht es ihnen, über die Schleimhäute oder den Blutkreislauf in unseren Körper einzudringen, wo sie schlimme Schäden verursachen können. Zu den gängigsten sexuell übertragbaren Virusinfektionen zählen Feigwarzen, Hepatitis B, Herpes, HIV und AIDS sowie Zytomegalie.

Feigwarzen: Der medizinische Terminus für Feigwarzen ist *Condylomata accuminata* bzw. Kondylome. Sie breiten sich zwei bis vier Wochen nach Ansteckung (häufig auch erst mehrere Monate später) im Intimbereich aus und werden durch humane Papillomaviren (HPV) verursacht. Feigwarzen sind gutartige, rötlich bis bräunlich gefärbte Hautwucherungen. Bei Männern finden sie sich meist an Penisschaft, Vorhaut, Harnröhrenöffnung, Harnröhre sowie im Analkanal und im Enddarm. Bei Frauen zeigen sie sich an Scheideneingang, Schamlippen, Gebärmutterhals, After oder im Enddarm.

Die Verwendung von Kondomen ist eine sinnvolle präventive Maßnahme, um sich vor Feigwarzen zu schützen. Allerdings bietet Safer Sex keinen vollständigen Schutz vor Ansteckung.

Besteht bereits eine Infektion, kann diese durch medizinische Cremes und Gele behandelt werden. Diese werden vom Arzt verschrieben. Darüber hinaus können die Warzen operativ entfernt werden. Außerdem besteht die Möglichkeit, Feigwarzen mittels Kälte- oder Kryotherapie zu vereisen. Daneben dienen auch elektrische Stromstöße (Elektrokauterisation) sowie Lasertherapien der Entfernung der lästigen Warzen.

Genitalherpes: Genitalherpes wird im Fachjargon »Herpes genitalis« genannt. Er wird durch Herpes-simplex-Viren vom Typ 2 (HSV 2) ausgelöst, die über Körperflüssigkeiten übertragen werden. Außerdem kann Herpes simplex 1 (HSV 1), der überwiegend Lippenherpes verursacht, ebenfalls Infektionen im Genitalbereich hervorrufen. Genitalherpes macht sich durch schmerzhafte und juckende Bläschen sowie durch Geschwülste an den Geschlechtsorganen bemerkbar. Infektionen können auch nach dem Abheilen der Bläschen wieder auftreten, da die Viren im Organismus verbleiben.

Genitalherpes wird mit antiviralen Medikamenten therapiert, die entweder in Form von Tabletten eingenommen werden oder dem Patienten direkt gespritzt werden. Sie verkürzen die Dauer der Erkrankung und lindern die Symptome.

Hepatitis B: Hepatitis umschreibt eine Entzündung der Leber, wobei Leberzellen geschädigt werden, was wiederum zu einer Beeinträchtigung der Leberfunktion führen kann. Auslöser für Hepatitis B ist das Hepatitis-Virus B (HBV), das vor allem beim Geschlechtsverkehr übertragen wird. Aber auch Hepatitis D ist sexuell übertragbar. Infektionen mit diesem Virus treten allerdings nur bei Patienten auf, die bereits mit HBV infiziert sind.

Spätestens sechs Monate nach der Infektion kommt es zu Kopf- und Gliederschmerzen, Durchfall, Appetitlosigkeit, Abgeschlagenheit und Gelbsucht.

Für akute Hepatitis B existiert keine spezifische Therapie, in der Regel legt sich die Infektion von selbst. Bettruhe ist die einzige Möglichkeit, der Erkrankung zu trotzen. Darüber hinaus wird empfohlen, auf sämtliche Nahrungsmittel und Medikamente zu verzichten, die die Leber belasten.

Verläuft die Infektion chronisch, werden verschiedene Medikamente wie Interferon Alpha, Peginterferon Alpha 2a sowie Antivirenmittel eingesetzt. Verläuft eine akute oder chronische Hepatitis B besonders heftig, kann es zum Leberversagen kommen. In diesem Fall ist eine Lebertransplantation unumgehbar.

HIV und AIDS: Das Humane Immunschwäche-Virus (HIV) ist lebensbedrohlich, da es vor allem das Immunsystem attackiert. Erst wenn die Abwehr nachhaltig geschwächt ist, treten AIDS-definierende Erkrankungen auf. Aufgrund des medizinisch-technischen Fortschritts gibt es inzwischen viele Möglichkeiten, diesen Status hinauszuzögern, heilbar ist die Krankheit jedoch nicht.

Eine Ansteckung mit dem HI-Virus ist möglich, wenn Vaginalsekret, Sperma, Blut, Muttermilch oder Eiter über Schleimhäute oder offene Wunden ins Blutsystem gelangen.

Zytomegalie: Zytomegalie (auch CMV-Infektion) wird über Schmierinfektion, Organtransplantation, Tröpfcheninfektion oder Geschlechtsverkehr übertragen. Das Zytomegalie-Virus (CMV) ist bei Betroffenen in allen Körperflüssigkeiten nachweisbar. Infektionen sind für Menschen mit einem starken Immunsystem nicht gefährlich.

Für Ungeborene, Neugeborene sowie Betroffene mit einer geschwächten Abwehr bergen sie allerdings Risiken. Zytomegalie-Infektionen gehen mit unspezifischen Symptomen wie geschwollenen Lymphknoten oder leichtem Fieber einher. Aus diesem Grund bleibt die Erkrankung häufig unerkannt.

In der Regel ist bei Patienten mit einer normalen Immunabwehr keine Behandlung notwendig. Bettruhe und körperliche Schonung reichen hier völlig aus. Ansonsten werden antivirale Mittel verordnet.

Bakterielle Infektionen

Bakterien zählen im Gegensatz zu Viren zu den Lebewesen, da sie über einen eigenen Stoffwechsel verfügen. Sie machen den Menschen beispielsweise durch ihre anfallenden Stoffwechselprodukte krank, die häufig für den Organismus unverträglich sind. Während des Sex geraten verschiedene Bakterien in den Körper, die Infektionen wie Chlamydien, Syphilis oder Tripper auslösen können.

Chlamydien: Chlamydien-Infektionen werden durch verschiedene Arten der Bakteriengattung *Chlamydia spp.* verursacht. Diese Infektion tritt sehr häufig auf und wird während des Geschlechtsverkehrs an die Partnerin übertragen.

Bei vielen Betroffenen treten Symptome wie Schmerzen oder Brennen beim Wasserlassen und Juckreiz im Intimbereich auf. Männer und Frauen klagen über gelblichen, dünnflüssigen sowie eitrigen Ausfluss im Genitalbereich. Manchmal bleiben Symptome jedoch aus, weshalb die Infektion oft unerkannt bleibt. Es kann dann zu Entzündungen und zu Unfruchtbarkeit kommen.

Da Chlamydien meist unbemerkt bleiben, ist geschützter Geschlechtsverkehrs sinnvoll. Und da Chlamydien auch über Oralsex übertragen werden, empfiehlt sich auch hier die Anwendung eines Kondoms. Ist eine Ansteckung bereits erfolgt, können die Bakterien mittels einer Antibiotikakur behandelt werden.

Syphilis: Bei der Syphilis (Lues) handelt es sich um eine bakterielle Erkrankung, die hochansteckend und sexuell übertragbar ist. Die

Symptome sind sehr unterschiedlich, weshalb die Infektion häufig unbemerkt bleibt. Wird sie nicht behandelt (i.d.R. mit Penicillin), gliedert sich der Krankheitsverlauf in drei Stadien und kann lebensbedrohliche Folgen haben.

- Die ersten Symptome treten gewöhnlich zwei bis drei Wochen nach der Infektion auf. Im ersten Stadium entwickelt sich an der Eintrittsstelle der Bakterien ein kleines Geschwür, das eine klares und hochansteckendes Sekret absondert.
- In der zweiten Phase der Erkrankung kommt es zu nässendem Hautausschlag, von dem meist Handflächen, Fußsohlen und Rumpf betroffen sind. Darüber hinaus treten Müdigkeit, Appetitlosigkeit, Fieber, nächtliche Schweißausbrüche auf. Häufig sind die Lymphknoten angeschwollen. Zunge und Mundhöhle weisen Beläge auf, die Schleimhaut ist verändert. Mit der Zeit legen sich die beschriebenen Symptome und stellen sich etwa zwei bis drei Jahre nach der Infektion komplett ein.
- Das dritte Stadium kann Jahre oder auch Jahrzehnte nach der Infektion einsetzen. Nun werden häufig innere Organe sowie das zentrale Nervensystem, Skelett, Gelenke und Blutgefäße lebensbedrohlich geschädigt. In dieser Phase entwickeln sich verhärtete Knoten (Gummen), die überall im Organismus auftreten können und das umliegende Gewebe zerstören.

Ansteckung droht nicht nur bei ungeschütztem Vaginal- oder Analverkehr, sondern auch bei Oralverkehr und Befriedigung durch die Hand, die Berührung von Syphilisgeschwüren, Hautausschlag, Wunden, Blut und nässenden Warzen sowie die gemeinsame Verwendung von Sex-Toys.

Bei Verdacht auf Syphilis ist umgehend ein Arzt aufzusuchen. Syphilis-Infektionen müssen nichtnamentlich an das Robert-Koch-Institut gemeldet werden.

Syphiliserreger vermehren sich nur langsam. Da Penicillin allerdings Bakterien nur im Vermehrungsstadium eliminieren kann, ist eine Behandlungsdauer von mindestens 10 bis 14 Tagen die Regel. Später verlängert sich die Einnahme sogar noch.

Tripper (Gonorrhoe): Die äußerst unangenehme Geschlechtskrankheit wird durch die Bakterienart *Neisseria gonorrhoeae* (Gonokokken) hervorgerufen. Sie befallen vor allem die Schleimhäute in den Harn- und Geschlechtsorganen und sind sexuell übertragbar (vaginal, anal, oral). Gebärende können zudem das Neugeborene während der Geburt mit den Bakterien infizieren. Das Kind kann in der Folge an einer schweren Bindehautentzündung erkranken, die zur Erblindung führen kann. Zwei bis drei Tage (manchmal auch später) nach der Ansteckung machen sich manchmal die ersten Symptome bemerkbar. Diese sind milchiger Ausfluss und Schmerzen beim Wasserlassen. Begleiterscheinung ist oftmals Fieber. Dazu gesellt sich bei Frauen häufig eine schmerzhafte Gebärmutterhalsentzündung, Gonokokken können außerdem Bauchfellentzündungen sowie Entzündungen der Eierstöcke und Eileiter hervorrufen. In der Folge können die Eileiter verkleben, was zu Unfruchtbarkeit führt. Gelangen die Bakterien in die Blutbahn, breiten sie sich im gesamten Organismus aus und verursachen Fieberschübe, Schüttelfrost, Sehnenscheiden- und Gelenkentzündungen sowie pathogene Hautveränderungen.

Präventiv können Kondome angewendet werden, allerdings bieten sie keinen vollständigen Schutz.

Zu Therapiezwecken dienen Antibiotika. Sie töten die Gonokokken ab. Jedoch ist das Bakterium gegen ältere antibiotische Mittel resistent, weshalb neuere Medikamente notwendig sind. Wird eine Gonorrhoe frühzeitig therapiert, heilt sie in der Regel folgenlos aus.

Hinweis: Es ist dringend notwendig, dass sich auch die Sexualpartnerin untersuchen und gegebenenfalls therapieren lässt.

Pilzinfektionen

Frauen leiden häufig unter Pilzbefall in der Scheide (Vaginalmykose), der Entzündungen der Vulva und der Scheidenschleimhaut verursacht. Die Infektion wird durch Hefepilze hervorgerufen – ganz weit vorne ist hier Candida albicans. Ein geschwächtes Immunsystem, Stress, Hormonschwankungen, Stoffwechselstörungen und die Einnahme von Medikamenten (z.B. Antibiotika) können den Pilzen die Oberhand verschaffen. Scheidenpilze können auch durch übertriebene und falsche Intimpflege begünstigt werden, da hier die natürliche Scheidenflora aus dem Gleichgewicht gebracht wird. Darüber hinaus fördern zuckerhaltige Lebensmittel wie Süßigkeiten, Obst oder hefehaltige Nahrungsmittel (Brot usw.) die Vermehrung der Pilze. Schmerzhaftes Brennen in Vulva und Scheide sowie bröckeliger oder cremiger Ausfluss können ein Hinweis auf eine bestehende Infektion sein. Häufig sind Vulva und Scheide gerötet und geschwollen, der Geschlechtsverkehr schmerzt und Wasserlassen wird ebenfalls von Schmerzen begleitet. Typisch sind auch Pusteln und Bläschen im unteren Intimbereich. Neben der Verwendung eines Kondoms kann Vaginalpilzinfektionen durch richtige und regelmäßige Intimpflege sowie das Tragen von Baumwollunterwäsche (da sie im Gegensatz zu synthetischer Wäsche ausgekocht werden kann) und Maßnahmen, die die Scheidenflora in Balance halten (Milchsäurezäpfchen usw.), vorgebeugt werden.

Manche Pilzinfektionen verschwinden auch ohne Behandlung, sofern die oben genannten Maßnahmen ergriffen werden. Von der Verwendung eines mit Naturjoghurt getränkten Tampons, der in die Scheide eingeführt wird, wird abgeraten.

Wird der Pilz so nicht unter Kontrolle gebracht, kann man auf rezeptfreie Antipilzmittel (Antimykotika) zurückgreifen, die in Apotheken erhältlich sind. Darüber hinaus sind Vaginalantiseptika hilfreich, die den Wirkstoff Povidon-Jod enthalten. Diese sind bei Patienten mit Schilddrüsenüberfunktion kontraindiziert. Sofern eine Pilzinfektion im Genitalbereich mehrmals im Jahr auftritt, sind andere Grunderkrankungen möglich. Eine vollständige Heilung bietet in den meisten Fällen eine orale Antipilztherapie, die über sechs Monate erfolgt.

Safer-Sex-Regeln

- Monogamie ist der beste Schutz vor HIV und anderen sexuell übertragbaren Krankheiten, wenn keiner der Partner bereits infiziert ist.
- Gleitmittel beugen Verletzungen der Scheidenschleimhaut vor. Vor allem beim Analsex sollten sie eingesetzt werden, um Einrisse der empfindlichen Darmschleimhaut sowie des Afters zu vermeiden.
- Sex-Toys sollten nur von einem Sexualpartner benutzt werden. Reinigen Sie das Spielzeug nach jedem Gebrauch sorgfältig und sachgerecht. Ebenso empfiehlt es sich, Toys mit einem Kondom zu versehen.
- Warzen, Bläschen und Geschwüre im Intimbereich sollten umgehend vom Arzt behandelt und nicht berührt werden.

Parasitenbefall

Neben Bakterien, Viren und Pilzen können auch Parasiten sexuell übertragen werden und verschiedene Krankheiten auslösen. Zu nennen sind hier Filzläuse, Skabies (Krätze) und Infektionen mit Trichomonaden.

Auch in diesen Fällen ist ein Arzt aufzusuchen, der die Infektionen mit entsprechenden Arzneien behandelt. In der Regel sind diese Erkrankungen vollständig heilbar.

Der richtige Umgang mit Kondomen

Kondome sind ein sicheres Mittel, um sich vor sexuell übertragbaren Krankheiten zu schützen. Sie können nicht nur für anale sowie vaginale Praktiken angewendet werden, sondern erfüllen auch bei manuellen sowie oralen Techniken durchaus ihren Zweck.

Häufig werden sie als Lustkiller bezeichnet. Das müssen sie jedoch gar nicht sein. Wenn Sie Ihre Partnerin beim Überstreifen mit einbeziehen und dem Ganzen damit etwas Schönes abgewinnen, kann es sehr erotisch werden. Ihre Partnerin kann das Kondom auch mit dem Mund abstreifen, wenn Sie dem Safer Sex eine besonders heiße Note verleihen möchten. Außerdem macht es Sinn, Kondome griffbereit zu haben, wenn man mit einem sexy Schäferstündchen rechnet. Verwahren Sie Pariser deshalb am besten im Nachtkästchen auf. Die Hosentasche empfiehlt sich nicht wirklich, da Gummis hitzeempfindlich sind. Wenn Sie nachfolgende Regeln im Hinterkopf behalten, sind Sie auf der sicheren Seite und können ohne Hemmungen lieben. Trockene Kondome sind gut für Oralverkehr geeignet, während feuchte Verhüterli optimal für Anal- und Vaginalverkehr sind, da fetthaltige Gleitmittel Latex-Kondome beschädigen können. Oder Sie greifen auf Gleitmittel auf Wasserbasis zurück. Lesen Sie zusätzlich die Produktangaben, um ganz sicherzugehen. Auch medizinische Salben können Kondome beschädigen.

Daneben macht auch Hitze den Gummi der Pariser porös. Bewahren Sie Kondome deshalb außerhalb der Sonne und fern von Wärmequellen (z.B. Heizung) auf.

Achten Sie außerdem immer auf Qualität. Qualitätskondome sind mit einer CE-Kennzeichnung versehen. In der Packungsbeilage erhalten Sie nähere Informationen über das jeweilige Qualitätssiegel. Verzichten Sie auf sogenannte Spaßkondome in lustigen Formen – sie sind gewöhnlich nicht sicher!

Darüber hinaus sind Kondome nicht unbegrenzt verwendbar. In der Regel sind Präservative bis zu fünf Jahren haltbar. Automatenware kann überaltet sein, kaufen Sie deshalb Ihre Pariser am besten in der Apotheke oder im Drogeriemarkt.

So wird ein Kondom verwendet

- Packung seitlich aufreißen und das Kondom vorsichtig herausnehmen, um es nicht zu beschädigen.
- Das Reservoir mit Daumen und Zeigefinger zusammendrücken und das Präservativ über den Penis streifen.
- Spaß haben.
- Nach dem Ejakulieren den Penis langsam aus der Vagina oder dem Anus der Liebsten ziehen und dabei den Gummiring des Kondoms am Penisansatz festhalten.
- Dann ab damit in den Mülleimer. (Einpacken, vor allem wenn Kinder im Haushalt sind.)

Empfängnisverhütung gegen unerwünschten Familienzuwachs

Wer keinen Nachwuchs plant, dem steht eine ganze Palette an Methoden zur Empfängnisverhütung zur Verfügung. Das gewählte Verhütungsmittel sollte dabei zu den Bedürfnissen und zur Lebenssituation passen. Außerdem sollten bei der Wahl Vor- und Nachteile der jeweiligen Methode genau abgewogen werden. Ärzte und Ärztinnen sowie Berater und Beraterinnen in speziellen Beratungsstellen können bei der Wahl der passenden Methode helfen. Nachfolgend werden einige Verhütungsmethoden vorgestellt.

Diaphragma: Wird kurz vor dem Geschlechtsverkehr von der Anwenderin in die Scheide eingeführt und vor dem Muttermund platziert. Die zusätzliche Anwendung von spermienhemmenden Gels wird empfohlen. Bei richtigem Gebrauch ist es ein sicheres Verhütungsmittel, das keine Nebenwirkungen mit sich bringt. Das Verhütungsmittel ist nicht verschreibungspflichtig und in Apotheken erhältlich.

Dreimonatsspritze: Der Anwenderin wird von der Frauenärztin Gestagen injiziert, das den Eisprung hemmt und das Vordringen der Spermien in die Gebärmutter verhindert. Auch hier ist der Verhütungsschutz sehr hoch und hält bis zu drei Monate an, dann muss die Prozedur wiederholt werden. Mögliche Nebenwirkungen sind Gewichtszunahme, Zwischenblutungen, Depressionen, Kopfschmerzen und Nervosität.

Hormonimplantat: Verhindert den Eisprung und hemmt das Vordringen der Spermien in die Gebärmutter. Hormonimplantate bieten eine hohe Verhütungssicherheit, die bis zu drei Monate anhält. Muss mit dem Arzt abgeklärt werden und wird von diesem verschrieben. Nebenwirkungen sind nicht selten. Typisch sind Gewichtszunahme, sexuelle Unlust, Akne, Spannungsgefühle in den Brüsten, Übelkeit und Erbrechen sowie Kopfschmerzen.

Hormonspirale: Hemmen den Aufbau der Gebärmutterschleimhaut. Sie erschweren den Spermien das Vordringen in die Eizelle. Sie werden vom Frauenarzt eingesetzt und bieten über mehrere Jahre großen Empfängnisschutz. Die Regel wird gewöhnlich schwächer, tritt unregelmäßig auf und bleibt in manchen Fällen sogar komplett aus. Bei letzterem Fall liegen dann nur schwache Schmierblutungen vor, die kurze Zeit anhalten. Dieses Verhütungsmittel ist in erster Linie für Frauen geeignet, die bereits geboren haben.

Kondom: Bei richtiger Anwendung (siehe S. 37/38) in jedem Fall empfehlenswert, da es zusätzlich vor Krankheiten schützt. Bei Latex-Allergien sollte man auf latexfreie Kondome zurückgreifen, sonst keine Nebenwirkungen.

Kupferspirale: Indem die Spirale einen Dauerreiz auf die Gebärmutter ausübt, verhindert sie das Einnisten einer befruchteten Eizelle. Darüber hinaus soll das Kupfer die Beweglichkeit der Spermien negativ beeinträchtigen. Kupferspiralen gewährleisten in der Regel einen hohen und langfristigen Schutz.

Schwangerschaften kommen in Ausnahmen vor, hier ist die Gefahr einer Fehlgeburt groß. In der ersten Zeit nach dem Einsetzen können Entzündungen im Beckenraum auftreten. Menstruationsschmerzen sowie die Stärke der Blutung werden intensiviert. Die Spirale wird vom Frauenarzt eingesetzt.

Natürliche Verhütungsmethoden: Die Messung der Basaltemperatur (Körpertemperatur nach dem Aufwachen) oder das Untersuchen des Zervixschleims bedürfen viel Erfahrung und einer guten Körperwahrnehmung. Während der fruchtbaren Tage ist eine zusätzliche Verhütung beispielsweise durch ein Kondom nötig.

Pille: Verhindert den Eisprung und macht so bei richtigem Gebrauch eine Befruchtung vom ersten Tag der Anwendung an unmöglich. Wird vom Arzt verschrieben, muss täglich zur gleichen

Zeit eingenommen werden. Nebenwirkungen sind unter anderem Übelkeit, Erbrechen, Gewichtszunahme und sexuelle Unlust. Bei Raucherinnen steigt das Risiko für Blutgerinnsel.

Sterilisation: Kann bei beiden Geschlechtern durchgeführt werden. Bei Männern werden die Samenleiter mit Chips verschlossen oder gekappt. Bei Frauen werden durch einen operativen Eingriff die Eileiter durchtrennt, verödet oder abgeklemmt. Diese Verhütungsmethode ist endgültig und sollte erst nach Abschluss der Familienplanung in Erwägung gezogen werden.

Vaginalring: Geben niedrig dosierte Gestagene und Östrogene an die Anwenderin ab. Diese Kombination erlaubt es Spermien nicht, in die Gebärmutter vorzudringen. Darüber hinaus wird der Eisprung verhindert. Vaginalringe passen sich jeder Scheide an und gewährleisten einen sicheren Verhütungsschutz, der bis zu drei Wochen anhält. Nebenwirkungen sind Scheidenentzündungen, Kopfschmerzen, Ausfluss sowie eine erhöhte Thrombosegefahr. Vaginalringe sind verschreibungspflichtig, sie werden von der Anwenderin selbst eingesetzt.

Pille danach: Die »Pille danach« kann nach dem ungeschützten Geschlechtsverkehr zur Empfängnisverhütung gebraucht werden – je eher, desto besser. Je nach Präparat ist eine Einnahme von drei bis fünf Tagen nach dem Geschlechtsverkehr möglich. Es verschiebt den Eisprung. Das bedeutet, bereits eingedrungene Spermien können die Eizelle nicht mehr befruchten. Nach dem Eisprung ist die »Pille danach« wirkungslos, Gleiches gilt für eine bereits bestehende Schwangerschaft. Sie ist keine Dauerlösung zur Verhütung und sollte deshalb nur in Ausnahmefällen gebraucht werden.

TEIL 2

Das Liebesspiel in fünf Akten

Tief durchbebe das Weib im innersten Marke die Wollust,
und es erfreue den Mann gleiches Entzücken mit ihr.

OVID: ARS AMATORIA (UM 1 V. CHR.)

Sie sind in der Dusche und da schießt Ihnen plötzlich der Gedanke an die heiße brünette Bedienung aus der Bar von gestern Abend durch den Kopf. Sie stützen sich mit einer Hand an den feuchten Fliesen ab, während sich die andere um Ihren steifen Penis ballt. Voller Lust beginnen Sie fest rauf- und runterzugleiten. Das warme Wasser prasselt auf Ihre Hände und umspült Ihre geschwollene und empfindliche Eichel. Sie werden immer gieriger und alles zieht sich in Ihnen zusammen. Ein warmer Strom durchflutet von der Eichel aus den gesamten Körper und alles beginnt zu kribbeln. Zeit und Raum stehen plötzlich still. Es gibt nur noch dieses sagenhafte Gefühl, das sich plötzlich auf einen Stoß entlädt.

Lüsterne Fantasien, deren Nährboden eine erotische Grundstimmung ist, haben Sie dazu gebracht. Bei Sex mit einer Partnerin verhält es sich ähnlich, auch in diesem Fall wird das Liebesspiel von Fantasien bestimmt, die nur ungestört fließen können, wenn der Kopf frei ist. Zwar können bestimmte Techniken, Kniffe oder Hilfsmittel die Lust steigern und das sexuelle Erlebnis erhöhen, aber wenn Sie nicht im Hier und Jetzt sind, hilft das alles nichts.

Nicht der eigentliche Geschlechtsverkehr markiert den Beginn des Liebesspiels. Genauso wenig endet es mit dem Höhepunkt. Es fängt lange vorher an: Wenn Sie alleine sind und sich nach dem wollüstigen Körper einer anziehenden Frau verzehren. Ultimativer Sex ist wie ein Drama, das sich langsam aufbaut. Jeder Akt beschreibt einen spezifischen Handlungsstrang und am Ende ist die Seele geläutert.

Bühne frei: Schreiten Sie zur Tat und spielen Sie die folgenden fünf Akte durch!

1. AKT

DEN INNEREN MONOLOG ABSTELLEN

Von der Kunst der Verführung

Ich hatte keinen Schimmer, was sie mir erzählte, ich war damit beschäftigt, ihr den Rock über die Hüften zu ziehen, und stellte fest, dass sie keinen Slip, sondern eine Strumpfhose trug. Ich hatte Mühe, an etwas anderes zu denken. »Denk an nichts mehr«, sagte ich. Ich verschloss ihr den Schnabel mit einem wilden Kuss.

PHILIPPE DJIAN: *BETTY BLUE. 37,2 AM MORGEN*

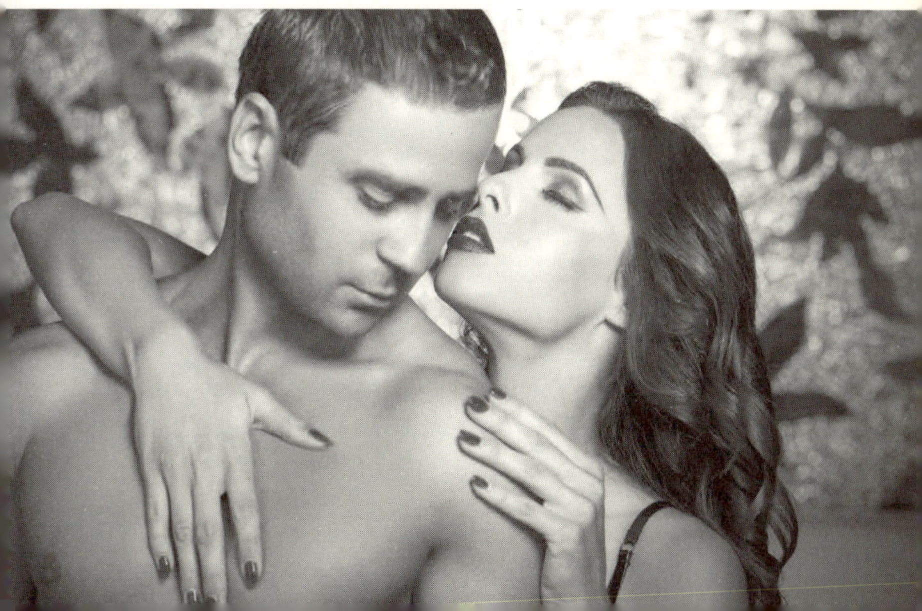

Der Beginn des Liebesspiels wird mit einer sensationellen Ouvertüre eingeläutet. Der Klang der Fanfare lässt auf atemberaubende Nächte und sinnliche Berührungen hoffen. Der erste Akt des Schauspiels steht dabei ganz im Zeichen der Verführung. Diese will gelernt sein.

Es ist aufregend, Frauen so um den Verstand zu bringen, dass sie nicht mehr denken können und ihr innerer Monolog abgestellt ist. Da spielt es keine Rolle, ob es sich um die feste Partnerin oder um eine neue Eroberung handelt. Atmen Sie kurz durch und dann raus auf die Bretter, die die Welt bedeuten.

Frauen verführen

Die Verführung beginnt bereits beim ersten Blickaustausch. Sie ist das Produkt der gegenseitigen Anziehungskraft beider Beteiligter. Allerdings kann man diese herrliche Chemie, die wie ein Feuerwerk knallt, noch ein bisschen mehr in Schwung bringen. Wie das geht, erfahren Sie auf den nachfolgenden Seiten.

Klare Signale setzen

Wenn ein Mann eine Frau verführen möchte, muss er ihr klar signalisieren, dass er an ihr interessiert ist, sie sexy und anziehend findet. Daran führt kein Weg vorbei, ansonsten geht die Dame davon aus, dass die Chemie, die sie spürt, ein Trugschluss ist. Und der eine oder andere verkrampfte Kandidat landet dann gerne in der Rubrik Kumpel – und nicht bei den potenziellen Liebhabern.

Sieht ihn die Frau als anziehend an, bricht der Mann sich keinen Zacken aus der Krone, wenn er ihr sein Begehren schildert. Das kann sogar sehr sexy sein. Frauen stehen nun mal auf selbstbewusste Männer mit starker Identität, auf echte Kerle, und die verleihen ihrem Verlangen Ausdruck und nehmen sich bekanntlich, was sie wollen. Warum also zögern?

Das bedeutet nicht, dass Sie plump sagen sollen: »Hey, ich steh total auf dich.« Allerdings können Sie offen und ehrlich – und mit einer gewählteren Wortwahl – ausdrücken, dass Sie Ihr Gegenüber gerne näher kennenlernen möchten. Ganz gleich, ob Sie ein Meister der Sprache sind oder nicht ganz so elegant mit Worten tändeln können, Sie sollten unbedingt Körperkontakt suchen. Sie können zum Beispiel ihre Hand ganz langsam streifen und ihr dabei tief in die Augen blicken. Glauben Sie mir, das Kribbeln, das Sie damit auslösen, sagt manchmal mehr als tausend Worte.

Charmanter Lump mit Humor

Immer wieder kommt es bei Frauen zur Frage, auf welchen Typ Mann man denn eigentlich stehe. Die Antwort der meisten Frauen ist identisch: »Humorvoll soll er sein, gepflegte Hände und Zähne haben und die Schuhe müssen stimmen. Der Rest ist egal.« Und da wären wir schon beim nächsten Thema: dem Humor. Frauen mögen Ironie und Witz. Männer dürfen frech sein, das ist einer der größten Verführungswaffen, die sie haben. Sie dürfen die Dame ihres Herzens auch gerne damit etwas verunsichern und irritieren. Natürlich sollte Mann dabei nicht unter die Gürtellinie gehen und danach die Balance wieder mittels eines ernst gemeinten Kompliments herstellen.

Und verschonen Sie Ihr Gegenüber mit abfälligen Bemerkungen über die anderen Leute in der Bar und lästern Sie auch sonst nicht. Das zeigt nur, dass Sie nichts zu erzählen und ein minimales Selbstbewusstsein haben. Stehen Sie über den Dingen. Verwickeln Sie die Gute in ein interessantes Gespräch.

Seien Sie höflich und freundlich, wenn der Kellner den Wein über Ihrer Hose verschüttet. Machen Sie meinetwegen eine lustige

Bemerkung, aber seien Sie auf keinen Fall herablassend. Bei Frauen kommt das viel besser an als ein aufgeblasener Ochse.

Den Lustcode knacken

Wenn Ihr *Tête-à-Tête* keine steife Angelegenheit ist, mit einer guten Portion Humor gekrönt wird und sich Ihr Flirt wohlfühlt, können Sie ihr garantiert bei einem netten Gespräch etwas über ihre sexuellen Vorlieben entlocken. Man muss ja nicht ins Ordinäre abdriften. Aber begehen Sie bloß nicht den Fehler und erzählen Sie aus lauter Übermut über den Sex mit Ihrer Ex. Die Ex hat hier absolut nichts zu suchen!

Wie Sie ihren Lustcode genau knacken? Wie gesagt, in der Kommunikation. Eine klare Anleitung gibt es hierfür nicht. Achten Sie auf ihre Reaktionen und Gestik. Beides verrät viel über ihre sexuellen Präferenzen. Mit ein bisschen Empathie und Erfahrung können Sie die Hinweise sicher deuten.

Gentleman, aber nicht Untertan

Zweifellos lieben Frauen Gentlemen und Kavaliere – egal, ob Emanze oder nicht. Diese raren Exemplare geben Ladys das Gefühl, sich um ihr Wohlergehen zu sorgen, und haben gute Manieren. Sie öffnen uns die Türe, bringen uns zum Taxi und holen uns bestenfalls zu Hause ab. Für sie steht es außer Diskussion, wer die Dinnerrechnung begleicht, und wenn wir allzu vehement darauf pochen, lassen sie uns wenigstens die Rechnung für den Drink danach übernehmen, weil wir uns dann besser fühlen. Wenn ihre Manieren besonders ausgezeichnet sind, stehen sie auf, sobald sich eine Dame erhebt. Und bringen uns zum Taxi oder gar nach Hause, wenn der Abend sein Ende nimmt. Bedanken Sie sich auch auf jeden Fall per SMS für den schönen Abend. Das kommt immer gut.

Ich kenne keine Frau, die es nicht mag, verwöhnt zu werden. Das beginnt mit dem Frühstück, das ans Bett gebracht wird, und endet bei den Blumen, die er ihr unerwartet ins Büro schickt. Wenn diesen dann auch noch eine freche Botschaft beigelegt wird, haben Sie sicher einen Stein im Brett. Schreiben Sie doch einfach so etwas wie: »Heute Abend Dinner. Ich hole Dich um 19.00 Uhr ab«, »Du warst so unglaublich sexy gestern Abend!« oder Ähnliches. Seien Sie charmant, nicht zu schnulzig und zeigen Sie ihr ruhig, dass Sie Gefallen an ihr finden. Machen Sie sich auch bei der Blumenauswahl Gedanken. Rote Rosen kann jeder. Wie war das noch mal, hat sie nicht von ihrer Vorliebe für Callas gesprochen? Oder waren da neulich etwa wunderschöne weiße Tulpen auf ihrem Küchentisch?

Schwingen Sie den Kochlöffel für Ihren Schatz und laden Sie sie zu einem romantischen Dinner zu sich ein. Wenn Sie nicht kochen können, servieren Sie eben Spiegeleier, Sushi oder Antipasti vom Restaurant nebenan. Was letztlich auf den Tisch kommt, spielt keine Rolle, es ist der Gedanke, der zählt.

Wir sind Frauen und solche Taten geben uns wieder das Gefühl, uns auch wie solche verhalten zu dürfen. Es ist schön, umgarnt zu werden. Übrigens wissen auch langjährige Ehefrauen derartige Aufmerksamkeiten zu schätzen, nicht nur taufrische Dates. Kurz: Machen Sie Ihrer Liebsten den Hof – immer, nicht nur zu Beginn. Und vor allem nicht mit dem Vorsatz, sie zu beeindrucken, sondern, weil Sie es gerne tun.

Aber: Gentleman ist nicht gleich Untertan. Werden Sie nicht zum Knecht, der ihr absolut verfallen ist. Verwöhnen ist erwünscht, bedienen nicht. Behandeln Sie sie auf Augenhöhe, meinetwegen wie eine Heilige, aber bleiben Sie stets der Verführer, ein Mann, der weiß, was er will, und selbstbewusst ist.

Bombardieren Sie Ihre Angebetete nicht mit Komplimenten oder Nachrichten. Drängen Sie ihr keine Dates auf und laufen Sie ihr nicht wie ein liebestoller Trottel hinterher. Zuerst nach einem Date fragen ist in Ordnung. Das mögen wir sogar. Wenn sie abgelehnt hat, sollte die nächste Initiative von ihr ausgehen und sie sollte Ihnen schon ein Zuckerstückchen hinwerfen, damit Sie sich wieder Hoffnungen machen dürfen. Ansonsten steht sie einfach nicht auf Sie. So einfach ist das. Dann lässt sie sich vielleicht zu einem Mitleidstreffen hinreißen, aber mehr wird sich sicherlich nicht ergeben.

Viele Männer sind dem Irrglauben verfallen, Frauen würden sie mit Zuneigung belohnen, wenn sie ihnen ihre Unterwürfigkeit präsentieren, ihnen jeden Wunsch von den Lippen ablesen und ihr einziges Ziel darin besteht, der Dame ihres Herzens zu signalisieren, dass sie ihr völlig ergeben sind. Anhänglichkeit und Bedürftigkeit haben noch niemals das Feuer der Anziehung geschürt. Lassen Sie das also tunlichst sein.

Magie von Haltung, Stimme und Duft

Ist es nun so weit und es kommt zu einem Date, sollten Sie die Magie von Haltung, Stimme und Duft nicht unterschätzen. Das ist essenziell für das Gelingen eines Flirts. Spielen Sie ihr damit Bälle zu, sodass sie ahnen kann, was Sie von ihr möchten. Aber kommen Sie nicht zu schnell zur Sache. Genießen Sie den Tanz, der von Leichtigkeit und Prickeln genährt wird.

Die richtige Haltung steigert die Attraktivität

Signalisieren Sie Offenheit und Selbstsicherheit. Ein unsicherer Mann ist nicht besonders sexy. Suchen Sie deshalb direkten Augenkontakt und vermeiden Sie es, schüchtern auf den Boden zu starren. Verschränken Sie vor allem nicht Ihre Arme vor der Brust. Das senkt Ihren Attraktivitätsfaktor ungemein. Bedienen Sie sich auch aller Signale, die Sie dank Ihrer Körpersprache aussenden können. Nehmen Sie eine aufrechte Körperhaltung ein und sitzen Sie nicht da wie ein gekrümmter alter Greis. Das unterstreicht Ihre Männlichkeit und Sie setzen ganz nebenbei Ihre starke männliche Brust in Szene. Darüber hinaus verleiht es Ihnen Erhabenheit und Eleganz. Das wissen Frauen zu schätzen.

Eine verführerische Stimme ist die halbe Miete

Unsere Stimme verrät viel über unseren Gemütszustand, aber auch über unseren Charakter. Mann kann sie gezielt einsetzen, um Frauen damit zu betören. Wenn Sie mit einer Stimme gesegnet sind, deren Klang und Tonalität angenehm ist, profitieren Sie davon in Sachen erotischer Anziehungskraft. Laut mehrerer Studien werden Menschen zu 55 Prozent intuitiv nach ihrer Körpersprache beurteilt. Gleich danach kommt die Stimme mit ganzen 38 Prozent. Das Gesprochene tritt dabei in den Hintergrund. Das soll jetzt allerdings nicht bedeuten, dass es völlig egal ist, was Sie von sich geben. Achten Sie allerdings darauf, wie Sie es sagen.

Intuitiv senken Männer wie Frauen ihre Stimme, wenn sie ein attraktives Gegenüber vor sich haben, das sie anspricht und erregt. Wir nehmen das unterbewusst wahr. Dahinter steckt eine archaische Intuition. So ist beispielsweise eine tiefe Männerstimme ein Indiz für optimale genetische und hormonelle Qualitäten. Mit der Tiefe der Stimme steigt auch die Hörbarkeit über weite Entfernungen, was sich vor Urzeiten bei der Jagd bewährte, da man sich hier über Rufe mit der Gruppe verständigte und so folglich als erfolgreicher Jäger heimkehrte. Und Erfolg macht bekanntermaßen sexy.

So optimieren Sie Ihre Stimme

- Nehmen Sie bewusst wahr, wie sich Ihre Stimme anhört, wenn Sie sich pudelwohl fühlen. Und versuchen Sie diese Stimmlage auch bei einem heißen Date beizubehalten, selbst wenn Sie nervös sind.
- Senken Sie gegen Satzende die Tonlage, das wirkt selbstsicher.
- Drosseln Sie das Tempo und sprechen Sie ruhig und gelassen. Verführung ist wie Hypnose und hier spricht man bekanntermaßen ruhig, gelassen und mit vielen Pausen.
- Schreien Sie nicht wie ein Irrer, wenn Sie in einem Restaurant mit hohem Geräuschpegel sind, sondern sprechen Sie weiterhin normal. So wird sie Ihnen automatisch viel aufmerksamer zuhören und näher an Sie heranrücken. Dabei berühren Sie sich wohlmöglich sogar und sie kann Ihren pheromongeschwängerten Duft einsaugen. Womit wir auch schon beim nächsten Punkt angelangt wären: der Magie des Duftes.

Düfte senden unterbewusste Signale aus

Parfums sind das Accessoire der Verführung und der Erotik. Es ist ein Weg, den Göttern zu huldigen. Es impliziert die Möglichkeit der Reinigung und der Schaffung einer angenehmen Atmosphäre. Es verführt zum Konsum. Es erweckt Erinnerungen, schärft die Sinne und offenbart den Träger desselben der Welt. Es ist ein elementares Attribut, das den Lauf der Welt nicht verändern kann, aber die Atmosphäre derselben radikal beeinflusst. Die Vorherrschaft des

Dufts ist in allen Zivilisationen der Welt präsent. Das Parfum ist eine unbeschreibliche, ganzheitliche und sinnliche Erfahrung.

Darüber hinaus sollten Sie Ihren persönlichen Duft nicht ständig wechseln. Bleiben Sie bei einem, wenn Sie Ihre Liebste treffen. Sie wird das Parfum dann mit Ihnen und langfristig mit den wunderschönen Stunden (dies impliziert auch den Sex), die Sie gemeinsam verbracht haben, assoziieren.

Auf Seite 55 erfahren Sie noch mehr Wissenswertes über die aphrodisierende Wirkung von Düften.

Aphrodisiaka als Weg zur Lust

Die Bezeichnung »Aphrodisiaka« bezieht sich auf die aus dem Meer geborene griechische Göttin Aphrodite. Sie war Sinnbild für Schönheit, Liebe und Verführung. Als Aphrodisiakum werden Mittel bezeichnet, die erotisierend wirken und das sexuelle Verlangen schüren.

Im Kamasutra, das im vierten Jahrhundert vor Christus verfasst wurde, aber auch bei dem römischen gelehrten Plinius dem Älteren (24–79 n. Chr.) finden sich bereits Beschreibungen verschiedenster Substanzen, die eine aphrodisierende Wirkung haben. Aber auch andere Autoren gingen davon aus, dass die Gestalt von Pflanzen und Tieren etwas über deren Wirkung aussagt. Daneben gibt es auch spezifische Düfte oder Substanzen, die eine sexuell stimulierende Wirkung entfalten wie beispielsweise Jasminöl oder das Kuschelhormon Oxytocin.

Aphrodisierende Nahrungsmittel

Beim Essen ist es nicht nur die chemische Zusammensetzung, die stimulierend wirken kann, sondern auch die Art und Weise, wie man es verzehrt, die eine prickelnde Stimmung erzeugen. Darüber hinaus ähneln viele Nahrungsmittel dem weiblichen oder männlichen Geschlecht. Von daher kann es für Frauen sehr reizvoll sein, wenn sie sehen, wie Sie eine Auster ausschlürfen. Das gibt einen Vorgeschmack darauf, was Sie mit ihrer Süßen anstellen werden. Und wenn Frauen genussvoll ihren Mund um eine Möhre oder Banane stülpen, lässt das auch gewisse Schlüsse zu. Anbei eine kleine Auswahl kulinarischer Lustbringer.

Austern und Meeresfrüchte: Austern werden lebendig mit einigen Spritzern Zitronensaft serviert. Die Säure verfeinert nicht nur den Geschmack, sondern gibt auch einen Hinweis auf die Frische des Produkts. Reagiert die Muschel nicht auf sie, ist sie bereits tot und sollte nicht verzehrt werden. Austern und Meeresfrüchte enthalten jede Menge Zink. Der Mineralstoff stimuliert und steigert die Testosteron-, Spermien- und Vaginalsekret-Produktion.

Chili: Die scharfen Schoten regen aufgrund der in ihnen enthaltenen Alkaloide den gesamten Organismus an und heizen somit auch der Libido ein.

Ingwer: Die Wurzel wird seit Jahrtausenden als Heilmittel, aber auch als Aphrodisiakum eingesetzt – vor allem im asiatischen Raum. Bei Männern erhöht Ingwer die Empfindsamkeit und bei Frauen stärkt er die Libido.

Möhren: Das Wurzelgemüse ist reich an Vitamin A, das in Kombination mit Vitamin E die Geschlechtshormone günstig beeinflusst. Darüber hinaus vitalisieren Möhren. Sie dienen also nicht umsonst seit langer Zeit als Aphrodisiakum.

Pfeffer: Die würzigen Früchte des Pfefferstrauchs weisen viele gesundheitsfördernde Wirkungen auf und werden seit jeher als Heil-

sowie Potenzmittel eingesetzt. Unter anderem regen sie die Durchblutung an und wirken sexuell stimulierend.

Rosmarin: Rosmarinwirkstoffe finden sich auf den Angaben von so manchem Potenzmittel. Seine ätherischen Öle sollen den sexuellen Trieb fördern.

Sellerie: Nicht umsonst wussten bereits die Griechen der Antike die aphrodisierende Wirkung der Knolle zu schätzen. Sellerie enthält Phytohormone, die bei Männern die Erektionsfähigkeit steigern.

Trüffel: Erinnern an erigierte Hoden, die sich zusammengezogen haben. Auch ihr Geruch erinnert an die Kronjuwelen, wenn sie vom Duft der Lust umwoben sind. Weiße Trüffel werden von Feinschmeckern besonders geschätzt und sind nicht gerade erschwinglich. Bisher konnte noch nicht nachgewiesen werden, welche Komponenten des »Hodens aus der Erde« für die aphrodisierende Wirkung verantwortlich sind. Doch schon seit der Antike werden sie als luststeigerndes Mittel eingesetzt.

Vanille: Vanille wurden bei den Azteken zur Steigerung der Fruchtbarkeit eingenommen. Auch heute wird die Schote für ihre heilsamen Kräfte geschätzt. Sie soll unter anderem das Empfindungsvermögen fördern, was schön bei sinnlichen Liebesakten ist.

Aphrodisierende Düfte

Meist haben Frauen die besseren »Nasen« im Vergleich zu Männern. Das heißt, der Geruch entscheidet über die Wahl des maximal gesunden und starken Partners mit. Gerüche beeinflussen auch die Hormonausschüttung. Wer den Geruchssinn verloren hat, klagt mitunter auch über den Verlust der Libido. Jeder Mensch trägt auf seiner Haut einen einzigartigen Geruch. Er soll Forschern zufolge dem angenehmen Hefeduft beim Brotbacken gleichen.

Männlicher Duft wird von Frauen als »moschusähnlich« und weiblicher Duft von Männern als »süß« beschrieben – abgesondert von Talg- und Schweißdrüsen. Vor dem Geschlechtsakt verströmen Frauen (Fruchtbarkeitsphase) einen starken angenehmen Duft, der dem Mann einen erregenden Duft entlockt, der wiederum auf Frauen aphrodisisch wirkt. »Die reinste Ehe, die ein Mann und eine Frau schließen können, ist die auf Geruch beruhende«, behauptete der französische Psychologe Auguste Galopin 1886 kühn.

Betören Sie Ihre Liebste also, indem Sie für ein angenehmes Raumambiente voller Wohlgerüche sorgen, wenn Sie sie verführen wollen.

Jasmin: Ein Liter Jasminöl wird aus acht Millionen Jasminblüten gewonnen, die vor Tagesanbruch gepflückt werden müssen. Jasmin ist der Duft der Verführungskunst und Erotik. Jasmin befreit die Emotionen, weckt Liebe, Hingabe und Vertrauen. Es ist gleichermaßen gut dafür geeignet, Liebeshöhlen verführerisch zu beduften und sinnliche Körpermassagen mit Jasminöl zu zelebrieren. Alternativ können Sie zum gleichen Zweck das Absolue (hoch konzentrierter öliger Duftstoff) von *Jasminum sambac* (L.) Aiton benutzen.

Sandelholzöl: Gehört zu den am häufigsten gefälschten aromatischen Düften, da der Baum zu den gefährdeten Arten gehört und somit sehr selten ist. Als Räucherwerk ist es traditionell fester Bestandteil religiöser Zeremonien und Meditationshilfe. Das Öl wirkt entspannend, beruhigend und harmonisierend. Es erdet, stabilisiert und betört Körper und Geist. Auf der Haut fungiert es als guter Feuchtigkeitsspender und hat zudem gute infektions- und entzündungshemmende Eigenschaften.

Wer die natürlichen Baumbestände schonen möchte, greift alternativ zu Zedernholzöl.

Liebestempel: 2 Tropfen Jasminöl, 2 Tropfen Rosenöl, 2 Tropfen Rosengeranie-Öl in der Duftlampe

Hauch der Aphrodite: 1 Tropfen Jasminöl, 1 Tropfen Sandelholzöl, 1 Tropfen Orangenöl mit einer halben Tasse Milch mischen und ins Badewasser geben

Zeit für Sinnlichkeit: 2 Tropfen Jasmin-Sambac-Öl auf 50 Milliliter Mandelöl als Massageöl

Liebeszauber: 5 Tropfen Sandelholzöl, 3 Tropfen Rosenöl in der Duftlampe

Euphoriearoma: 2 Tropfen Ylang-Ylang-Öl in der Duftlampe

Ylang-Ylang-Öl: Das ätherische Öl des tropischen Ylang-Ylang-Baums wird für Parfums (z. B. *Chanel No 5*), Kosmetika und in der Aromatherapie eingesetzt. Der Duft dieses Öls ist Balsam für die gequälte Seele. Nicht zuletzt verzaubert und verwirrt der süße blumige Ylang-Ylang-Duft die Sinne, weckt die Leidenschaft und schafft eine Atmosphäre sinnlicher Erotik.

Aphrodisierende Drogen

Verschiedene Hormone wie beispielsweise Oxytocin, Pheromone, Testosteron, Dopamin, Prolactin usw. beeinflussen den Geschlechtstrieb auf unterschiedliche Weise. Je nach Zusammensetzung können damit verschiedene sexuelle Störungen behandelt beziehungsweise ausgeglichen werden. Da mit jedem Medikament bzw. jeder Droge auch Neben- sowie Wechselwirkungen einhergehen und die Dosierung individuell abgestimmt werden muss, werden die einzelnen Substanzen nicht näher vorgestellt. Befragen Sie hierzu am besten den Arzt Ihres Vertrauens, falls ein Bedarf besteht.

Sex, Drugs and no Rock 'n' Roll

Alkohol und Drogen wie Kokain, MDMA oder Cannabis mögen eine enthemmende Wirkung haben und weisen unter bestimmten Umständen auch aphrodisierende Nebenwirkungen auf, führen im Bett allerdings nicht zum gewünschten Ziel – weder bei Männern noch bei Frauen.

Übermäßiger Alkoholkonsum verlangsamt die Durchblutung, was bei Männern nicht selten für einen Hänger sorgt. Abgesehen davon, macht Alkohol langfristig schläfrig und es kann passieren, dass man einfach zu müde ist, um sexuell aktiv zu sein. Frauen liegen dann häufig tatenlos auf dem Rücken und Männer stochern orientierungslos herum. Mit Sinnlichkeit oder gar ultimativem Sex hat das Ganze dann nicht mehr viel zu tun.

Bei Drogen verhält es sich ähnlich. Manchmal sorgen bestimmte Substanzen für ein ausgeprägtes Euphoriegefühl und man ist, um es gelinde auszudrücken, einfach nur völlig übertrieben – auch das wirkt sich nicht günstig auf den Sex aus. Vielmehr fasst man sich am nächsten Tag an den Kopf und hätte es im Nachhinein lieber sein lassen.

Kurz: Egal, wie aufgeregt Sie bei einem Date sind, Hände weg vom Alkohol oder von härteren Dingen. Ein Gläschen Wein oder Bier mag in Ordnung sein, aber mehr sollten Sie sich verkneifen.

2. AKT

VORSPIEL BITTE

Wie man Hände, Mund und Helferlein gekonnt einsetzt

Sie kam nah an mich heran, nahm meinen Penis liebevoll in die Hand und küsste mich auf die Lippen.

Haruki Murakami: *Gefährliche Geliebte*

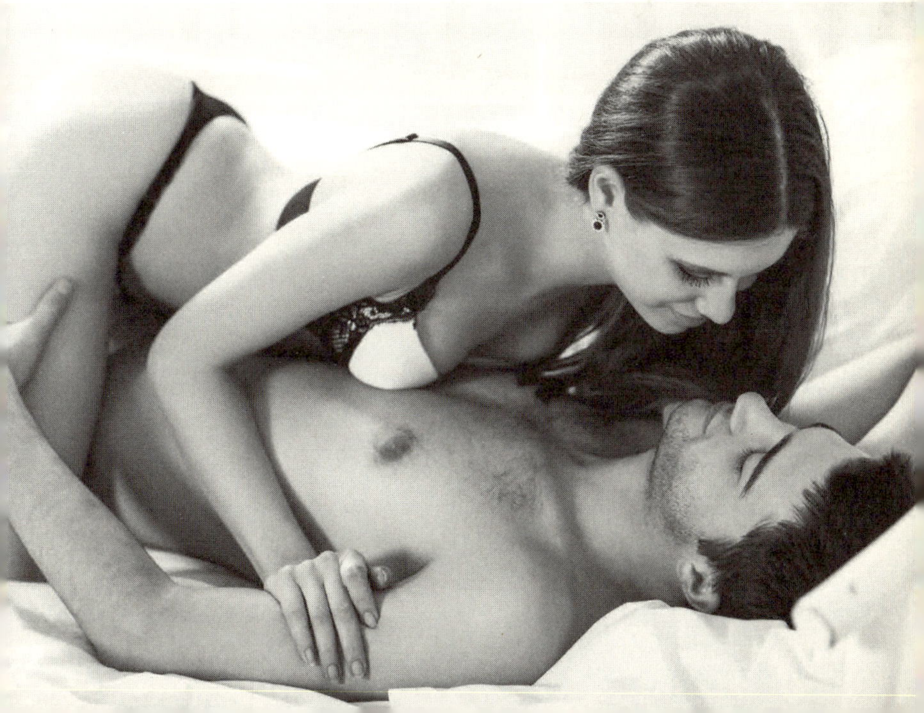

Ist der erste Akt mit Bravour erfolgt, geht es über in den zweiten Akt und das Vorspiel nimmt seinen Lauf. Es ist nicht nur Frauensache und weit mehr als erregendes Geplänkel, bevor es wirklich zur Sache geht. Es ist der Teil des Liebespiels, in dem zarte Lust zu unbändigem Sextrieb wird. Genießen Sie die Zweisamkeit, jede Berührung und entdecken Sie alle Zonen Ihrer Körper gemeinsam. Nehmen Sie sich alle Zeit der Welt dafür. Denn je heißer das Vorspiel ausfällt, desto intensiver wird der Orgasmus sein.

Weibliche erogene Zonen

Als erogene Zonen werden empfindsame Stellen des Körpers bezeichnet, die bei Reizung wie beispielsweise Streicheln, Küssen oder Umarmungen sexuelle Erregung auslösen können. Sie werden in spezifische (primäre) und unspezifische (sekundäre) Bereiche unterteilt. Regionen, die aufgrund der Vielzahl der dort verorteten Nerven und des Aufeinandertreffens von Haut und Schleimhäuten äußerst empfindlich auf minimale Reizungen reagieren, sind spezifische erogene Zonen. Zu den unspezifischen zählen Regionen, die unsensibler als die primären sind und dennoch sinnliche Lustgefühle auslösen können.

Dabei gleichen sich viele dieser Zonen bei Mann und Frau. Die Wahrscheinlichkeit, dass sie ein sanftes Streifen der Innenseite ihres Oberschenkels ebenso elektrisiert wie Sie, ist also sehr groß. Stürzen Sie sich deshalb nicht sofort auf ihre Klitoris und die Vagina, wenn Sie Ihre Liebste um den Verstand bringen möchten. Gehen Sie auf Entdeckungsreise und spielen Sie auf der gesamten Klaviatur ihres lustvollen Körpers. Sie wird sich sicherlich für Ihre Liebkosungen revanchieren.

Sekundäre erogene Zonen der Frau

Lassen Sie sich auf die Suche nach ihren sekundären *Lovepoints* ein und heizen Sie ihr mächtig ein, indem Sie Nacken, Hals, Rücken, Bauch, Schenkel, Kniekehlen, Füße, Zehen und die Achseln mit lustvollen Berührungen bedenken.

Nacken und Hals: Zärtliche Berührungen sind hier besonders liebevoll. Bereits ein Hauchen in den Nacken genügt, um erotische Gedanken auszulösen. Zarte Küsse oder sanftes Streicheln mit den Fingerspitzen sind Frauen mehr als angenehm.

Achseln: Ob Sie es glauben oder nicht – frischer Schweiß ist eines der hochwirksamsten Aphrodisiaka. Er enthält reichlich sexuelle Botenstoffe (Pheromone). Wenn Ihr Schatz frisch geduscht ist, sollten Sie nicht zögern, ihr die Achseln zu küssen oder zu lecken. Sie wird es zu schätzen wissen.

Rücken: Eine ausgiebige und sinnliche Rückenmassage befreit Ihre Liebste von Verspannungen und macht häufig Lust auf mehr. Bedecken Sie ihren Rücken mit Küssen und bedenken Sie ihn mit Streicheleinheiten und Kraulen. Erotische Gefühle werden insbesondere durch Berührungen im Lendenwirbelbereich ausgelöst.

Bauch: Mit dem Bauchnabel lassen sich so einige neckische Spielchen veranstalten. Darüber hinaus verlaufen um den Bauchnabel herum jede Menge Nervenbahnen. Nabelreize versetzen die Harnleiter in Wallung und führen zu einer Kontraktion der Beckenbodenmuskulatur. Diese Reaktion gleicht jener des weiblichen Orgasmus.

Füße: In den Fersen sitzen Reflexpunkte, die eine direkte Verbindung zu den Sexualorganen haben. Sie befinden sich im Mittelpunkt der rechten Ferse sowie an den Innen- und Außenseiten. Eine gekonnte Fußmassage kann Ihre Liebesgöttin unglaublich stimulieren und ist ein wunderbares Vorspiel.

Sonstige sekundäre erogene Zonen: Für wohliges Erschauern können auch Berührungen der Finger, Handinnenflächen, Schenkelinnenseiten und Kniekehlen sorgen.

Primäre erogene Zonen der Frau

Wenn Sie einen sofortigen prickelnden Schauer bei ihr auslösen möchten, sollten Sie sich auf Mund, Ohren, Brustwarzen, Klitoris, Vulva, Vagina und Anus konzentrieren. Nehmen Sie sich alle Zeit der Welt dabei und lassen Sie die Gute ein wenig zappeln, bis Sie in Ihre feuchte Höhle eindringen.

Mund: Sanftes Knabbern an der Unterlippe, ein sinnlicher Kuss und verhaltene bis wilde Zungenberührungen sind ein wahrer Segen. Positiver Nebeneffekt ist, dass sich dabei beide Partner gegenseitig anheizen.

Ohren: Sie sind nicht nur zum Hören da! Frauen genießen es, wenn sie dort Ihren lustgeschwängerten Atem spüren. Knabbern Sie sanft daran oder lecken Sie den äußeren Rand der Ohrmuschel. Das macht viele Damen unglaublich heiß.

Brustwarzen: Die Brüste und insbesondere die Nippel sind wahre Lustinseln und sollten deshalb unbedingt bearbeitet werden. Die Intensität hängt dabei ganz von ihrem individuellen Empfinden ab. Sie können sie vorsichtig kneifen oder mit der Zunge umkreisen, an ihnen saugen oder an den Nippeln schrauben. Probieren Sie es einfach aus und tasten Sie sich vorsichtig heran. Sie können auch eine Tantratechnik anwenden. Hierfür reiben Sie einen Eiswürfel über ihre Brustwarzen, legen ab und zu eine Pause ein und kneifen sie sanft in die Nippel.

Klitoris, Vulva, Vagina, Damm und Anus: Diese Lustpunkte sind wohl jedem klar. Es gibt einiges, was man mit ihnen anstellen kann. Die Anatomie der Frau ist sehr komplex. Dabei sollte vor allem der Intimbereich der Frau nicht als eine einzige erogene Zone betrachtet werden. Nachfolgend erhalten Sie wissenswerte Informationen über ihre Ausstattung und erfahren, wie sich damit wunderbar spielen lässt.

Die weibliche Anatomie

Das weibliche Geschlecht ist ein Faszinosum. Es ist der »Ursprung der Welt«, wie es einst der berühmte Maler Gustave Courbet (1819–1877) nannte. Er hat ihm gleich ein lebensgroßes Bild gewidmet, das für große Aufregung in der Gesellschaft sorgte. Doch nicht nur Courbet war von der wunderschönen Gestalt dieses weiblichen Körperteils in den Bann gezogen, das sich erst richtig offenbart, wenn die Beine gespreizt sind und die Schamlippen den Blick auf die pochende Blüte gewähren. Sie sind das ohne Zweifel auch!

Die Vulva

Die weibliche Anatomie ist äußerst kompliziert gestaltet und einige Lustzentren liegen im Verborgenen. Sichtbar ist die Vulva. An den Venusberg, der sich v-förmig zwischen den Lendenknochen erhebt, schließen die äußeren Schamlippen an. Darunter befinden sich die inneren Schamlippen, die sich zeigen, wenn man die äußeren etwas öffnet. Die Lippen variieren bei jeder Frau in Form und

Größe: Es gibt große, fleischige und kleine verhaltene – sie alle sind wunderschön. Im Erregungszustand füllen sich die kleinen Schamlippen mit Blut und schwellen dadurch an. Auch ihre Farbe wird rötlicher, da die Haut hier sehr dünnwandig ist.

Die Klitoris

Weil die Klitoris besonders sensitiv ist, verschafft sie der Frau bei Stimulation ein unvergleichliches Wonnegefühl. Sie wird von einem Schutzhäutchen bedeckt und ist an der Spitze der Vagina. Schiebt man das Häutchen etwas zurück, offenbart sich ein rundes Kügelchen, das Teil des etwa zehn Zentimeter langen Organs ist. Die Klitoris setzt sich im Körperinneren fort und füllt sich mit Blut, sobald sie stimuliert wird. Dann wird sie hart und ihre Empfindlichkeit steigert sich. Im Gegensatz zu den anderen weiblichen Organen besteht ihre Aufgabe lediglich darin, der Frau Lust zu spenden.

Der G-Punkt

Ein weiteres Lustzentrum ist der berühmt-berüchtigte G-Punkt. Viele Männer wissen nicht genau, wo er sich finden lässt. Wenn Sie es genau wissen wollen, führen Sie Ihre Finger oder einen Finger in die Scheide ihrer Liebsten ein und tasten sich vorsichtig nach oben. Sobald Sie auf eine leicht nach außen gewölbte und schwammige Stelle treffen, haben Sie ihn gefunden.

Die Vagina

Der Muskelschlauch im Körperinneren ist etwa zehn Zentimeter lang und wird »Vagina« genannt. Dringt der Partner mit seinem Penis in sie ein, ziehen sich die Muskeln zuerst zusammen und umschließen seinen Penis. Allerdings dehnt sich die Vagina aufgrund ihrer Flexibilität im Laufe des Geschlechtsakts fortwährend weiter aus. Um die Kontraktion während des Geschlechtsaktes zu intensivieren, gibt es einige Mittel und Tricks. Ihre Partnerin kann beispielsweise ihre Finger in die Scheide einführen und so ihre Lustpforte enger machen Sie können das auch übernehmen. Darüber hinaus kann die Frau ihren Beckenboden immer wieder anspannen und so mehr Druck auf den Penis ausüben.

Der Damm und der Anus

Eine weitere Stelle ihres Unterleibs, die empfänglich für Berührungen aller Art ist, ist der Damm. Er befindet sich zwischen Scheidenöffnung und Anus. Daneben kann auch die Stimulation des Anus mit Zunge, Penis oder Fingern für sexuelle Höhenflüge sorgen, die in einen Orgasmus münden. Während bei Männern die Prostata über den Anus stimuliert werden kann, ist dies bei Frauen nicht der Fall. Das bedeutet allerdings nicht, dass Berührungen in diesem Bereich keine Lust auslösen können.

Die Brüste

Nicht zu vergessen sind die Brüste. Berührungen der Nippel und des Brustgewebes sind nicht nur sehr angenehm, sondern können auch zum Orgasmus führen. Wissenschaftler haben herausgefunden, dass durch ihre Stimulation dieselben Hirnareale aktiviert werden, die auch bei einer Reizung der Klitoris aktiv sind. Widmen Sie also auch diesen beiden Liebeshügeln ausgiebig Ihre Aufmerksamkeit.

Sinnliche Massagen

Massagen sind immer eine Wonne. Man kann sie nicht nur im Wellness-Tempel genießen und damit etwas für Körper, Geist und Seele tun, sondern auch die Partnerin damit verwöhnen oder sich von ihr verwöhnen lassen. Die sinnliche Zweisamkeit endet meistens in einem lustvollen Liebesspiel, das einen Zeit und Raum vergessen lässt.

Wohlduftendes Massageöl macht die Haut geschmeidiger und fördert zusätzlich die Entspannung – beispielsweise wirkt Zitronenöl stimmungsaufhellend und erfrischt, Lavendel-und Melissenöl beruhigen, Orangenöl belebt, wirkt harmonisierend und hellt die Stimmung auf.

Es gibt unterschiedliche Griffe, die beim Massieren eingesetzt werden. Sie sollten diese sanft anwenden, gerade so, dass Ihre Partnerin ein sanftes Druckgefühl verspürt.

- **Reiben:** Man reibt mit der Handwurzel oder dem oberen Fingerglied.
- **Zwicken und Kneten:** Man zupft, knetet oder walkt mit den Fingern oder dem Daumen.
- **Kreisen:** Man bewegt die Gelenke in kreisförmigen Bewegungen.
- **Schieben:** Man schiebt die Haut mit einem oder auch mit mehreren Fingern.
- **Streichen:** Man streicht die Haut mit den Fingern, dem Handballen oder der Handwurzel.

In erster Linie zielt die sinnliche Partnermassage nicht auf das therapeutische Lösen von Verspannungen ab, sondern dient einer erotischen Annäherung. Sparen Sie deshalb neben den richtigen Massagegriffen auch nicht an Streicheleinheiten und zärtlichen Küssen. Beziehen Sie Ihren gesamten Körper mit ein und bedecken Sie die Partien, die Sie gerade nicht massieren, mit einem Handtuch oder einer Decke, damit sie nicht auskühlen und der Wohlfühl-Effekt erhalten bleibt.

Beginnen Sie die Massage, indem Sie Ihren Schatz bitten, sich auf den Bauch zu legen. Geben Sie dann das Massageöl in Ihre Hände und wärmen Sie es etwas an. Dann widmen Sie sich zunächst ihren Händen.

Handmassage

Beleben Sie ihre Lebensgeister, indem Sie ihre Hände massieren. Hier befinden sich zahlreiche Nervenenden, die viele feine Reize aufnehmen und wohlige Schauer im gesamten Körper verbreiten.

- Streichen Sie die Hände zu Beginn großflächig aus. Hierfür umfassen Sie die Hand Ihrer Partnerin seitlich mit Ihren Händen und gleiten nach unten ab. Wiederholen Sie die Anwendung an jeder Hand dreimal.
- Nun streichen Sie ihre Hände von oben nach unten aus. Dabei behandeln Sie nicht mehr alle Finger auf einmal, sondern gleiten relativ fest mit Ihrem Daumen- und Zeigefinger jeden einzelnen Finger Ihrer Liebsten entlang. Nehmen Sie die Finger auch in den Mund und saugen Sie daran, als ob es ihre Nippel wären.
- Dann widmen Sie sich der Handinnenfläche und dem Handballen. Legen Sie eine Hand Ihrer Partnerin mit der Handfläche nach oben in eine Ihrer Hände. Gleiten Sie dann mit den Fingern unter die zu massierende Hand und legen Sie den Daumen auf die Handinnenfläche. Beginnen Sie nun, ihre Hand

mit kreisenden Bewegungen zu massieren – erst im Uhrzeigersinn, dann in die Gegenrichtung.

- Pressen Sie Ihre Daumen sachte gegen den Punkt in der Mitte ihrer Handinnenfläche und verweilen Sie dort für einige Sekunden.
- Gehen Sie ebenso beim Handballen vor.
- Wiederholen Sie die Anwendungen an der anderen Hand.
- Bevor Sie zur nächsten Körperregion übergehen, küssen Sie ihre Hände sanft und liebevoll.

Kopfmassage

Hier ist absolutes Fingerspitzengefühl gefragt, wildes Haareziehen können Sie sich für den Sex danach aufheben.

- Setzen Sie die Fingerkuppen auf ihrer Kopfhaut auf und arbeiten Sie sich in kleinen kreisenden Bewegungen mit leichtem Druck vom Haaransatz bis zum Nacken vor.
- Widmen Sie sich dann den Schläfen, die Sie äußerst sanft ebenfalls in kreisenden Bewegungen massieren.
- Formen Sie schließlich mit Ihrem Daumen und Zeigefinger beider Hände ein V und streifen Sie hinab zu den Ohren. Massieren Sie dort den Bereich hinter der Ohrmuschel mit sanftem Druck.

Danach wandern Sie wieder mit Ihren Händen zum Haaransatz an der Stirn. Und führen eine leichte Druckmassage durch, indem Sie mit den Fingern die Mittellinie des Schädels entlanggleiten und etwa nach jedem zweiten Zentimeter kurz verweilen und dort die Kopfhaut sanft von sich wegschieben. Wenn Sie im Nacken angelangt sind, streichen Sie mit beiden Händen über Kopfhaut und Haar und widmen sich dem Nacken und der Rückenpartie.

Nacken und Rücken

Das ist der Teil der Massage, an dem die Erotik langsam zu prickeln beginnt. Sie ist nun entspannt und lässt sich völlig auf Ihre Berührungen ein. Nehmen Sie auf ihrem Po Platz, so spürt Sie Ihre verheißungsvollen Hoden. Necken Sie sie mit ihrem Penis!

- Streichen Sie zunächst den Rückenbereich großflächig seitlich entlang der Wirbelsäule aus.
- Lassen Sie danach Ihre Fingerkuppen mit etwas Druck über ihren Rücken fahren und bauen Sie kreisende Bewegungen ein. Nach dieser kurzen Einleitung führen Sie Ihre Hände wieder zum Schulterbereich und beginnen die eigentliche Rückenmassage, indem Sie mit kreisenden Bewegungen die Handflächen über die Schultern reiben. Anschließend kncten Sie die Schultermuskulatur vorsichtig mit Ihren Fingern.
- Dann gehen Sie zur Rückenmitte über und streichen die Partien seitlich der Wirbelsäule kräftig aus. Bedenken Sie ihren Rücken dazwischen immer wieder mit zärtlichen Küssen. Danach massieren Sie diese Region in kreisenden Bewegungen mit Ihren Handballen. Bedecken Sie ihren Rücken mit Ihrem nackten Oberkörper und führen Sie die kreisenden Bewegungen damit aus. Streichen Sie danach die Haut mit den Daumen senkrecht von der Wirbelsäule aus.
- Darauf folgt die Massage der Steißbeingegend. Ziehen Sie sanfte Kreise mit der ganzen Handfläche über Steiß und Lenden. Lecken Sie ruhig zwischendrin die Haut jener Regionen, die Sie gerade mit den Fingern bearbeitet haben. Anschließend ziehen Sie kleine Kreise mit den Fingerkuppen jeweils seitlich vom Steiß. Platzieren Sie nun die Handinnenfläche flach auf dem Steißbein und schieben Sie die dortige Haut in kreisenden Bewegungen hin und her – erst im Uhrzeigersinn, dann in die Ge-

genrichtung. Beugen Sie sich dabei stark nach vorne, sodass sie dabei Ihre starke Brust ebenfalls spürt.
- Fahren Sie zum Schluss mit den Händen vom Gesäß bis zu ihren Schultern und wieder zurück. Bauen Sie eventuell ein lustvolles Seufzen ein und widmen Sie sich dann ausgiebig ihrem Hinterteil.

Po und Beine

Jetzt wird es brenzlich. Ihre Partnerin wird sich schon in einem absoluten Erregungszustand befinden. Wohin die Reise nun geht, liegt im wahrsten Sinne des Wortes in Ihren Händen. Wenn sie nicht schon längst über Sie hergefallen ist, massieren Sie jetzt Po und Beine.

- Gleiten Sie mit Ihren Händen hinab zum Po Ihrer Partnerin. Streichen Sie auch diesen Bereich wieder aus und ballen Sie dann Ihre Hände zu Fäusten. Massieren Sie ihn, indem Sie ihre Handgelenke kreisen lassen. So lösen Sie sämtliche Verspannungen in diesem delikaten Bereich.
- Dann geht es in Richtung Beine, die Sie ebenfalls von oben nach unten und dann in die Gegenrichtung ausstreichen. Küssen Sie sie zärtlich in die Kniekehle oder hauchen Sie diese empfindliche Stelle an. Wenn dabei ein lustvolles Stöhnen aus Ihrer Kehle entspringt, wird es sie um den Verstand bringen. Umfassen Sie ein Bein mit beiden Händen, reiben und drücken Sie die dortige Muskulatur im Wechsel.

Füße

Die Verführung mag spätestens jetzt groß sein, in sie einzudringen und sie wild zu küssen. Aber die Fußmassage sollten Sie Ihrem Schatz nicht vorenthalten. In den Füßen befinden sich Reizpunkte, die mit verschiedenen Organen und Körperbereichen korrespondieren – darunter auch die Sexualorgane. Diese speziellen Reflexzonen sitzen in der Mitte der rechten Ferse und an den Innen- und Außenseiten beider Fersen.

- Beginnen Sie an den Fußsohlen und massieren Sie diese mit den Daumen in kreisenden und reibenden Bewegungen – vergessen Sie auf keinen Fall die Fersen.
- Kneten Sie dann jeden Zeh einzeln mit dem Daumen und dem Zeigefinger durch.
- Danach streichen Sie die Füße aus und sehen, was der Abend noch bringt.

Tipps für eine gelungene Partnermassage

- Verwenden Sie ein wohlduftendes Massageöl.
- Sorgen Sie für eine angenehme Atmosphäre und schalten Sie Störquellen wie beispielsweise das Telefon aus.
- Achten Sie auf eine warme Zimmertemperatur.
- Duftkerzen und gedimmtes Licht schaffen ein sinnliches Ambiente.
- Nehmen Sie Ihre Hände nicht von ihrem Körper weg, sondern halten Sie steten Körperkontakt.
- Versuchen Sie Ihre Atmung mit der Ihrer Partnerin in Einklang zu bringen.
- Nehmen Sie sich alle Zeit der Welt.
- Seien Sie sanft, Sie müssen keine Knoten lösen.
- Beenden Sie die Massage nicht abrupt.

Gekonnte Handarbeit

Man könnte denken, es wäre spielend einfach, Frauen mit den Händen zu beglücken und so einen Orgasmus aus ihnen herauszulocken. Im Grunde ist es das auch, wenn man weiß, wie es funktioniert.

Bevor wir in die Praxis übergehen, macht es Sinn, sich mit Grundsätzlichem auseinanderzusetzen. Wenn es nicht gerade ein One-Night-Stand ist, haben Sie sicherlich schon einmal beobachtet, wie Ihre Partnerin masturbiert. So erfahren Sie, welches Tempo sie mag und welche Techniken sie in Entzücken versetzen. Bedenken Sie dabei allerdings, dass hier eine gewisse Routine vorherrscht. Nehmen Sie das Ganze als Orientierungspunkt, den Sie ohne Weiteres weiter ausbauen können. So überraschen Sie sie und können ihr Repertoire vielleicht noch ein bisschen erweitern.

Wenn Sie die erste Lektion gelernt haben, erproben Sie die Intensität Ihrer Berührungen. Seien Sie dabei besonders behutsam mit der Klitoris. Sie können ihre intimen Hotspots drücken, reiben, streicheln und vieles mehr. Lassen Sie Ihrer Kreativität freien Lauf!

Die goldene Faustregel bei der Befriedigung mit den Händen lautet: Nicht abrupt die Techniken wechseln. Und wenn sie wie ein Kätzchen schnurrt und damit beginnt, ihre Hüften kreisen zu lassen, bleiben Sie mit Ihren Händen genau dort, wo Sie sind, und fahren Sie mit derselben Intensität fort. Werden Sie bloß nicht schneller, weil Sie denken, dass Sie ihr damit noch mehr einheizen. Das ist der größte Fehler, den Männer begehen. Bleiben Sie locker, denn Sie machen alles richtig!

Versuchen Sie vor allem auch nicht, Ihr eigenes Ego zu befriedigen, indem Sie sich damit beweisen, was Sie für ein guter Lover Sie sind – das gilt auch für den Geschlechtsverkehr.

Wenn Sie die nachfolgenden Techniken ausführen, sollte ihre Klitoris langsam, aber sicher bis ins Unermessliche anschwellen und sie wird ihre Berührungen voller Lust und Leidenschaft genießen.

Frauen werden feucht, keine Frage. Allerdings passiert das nicht auf Knopfdruck. Ist ihr Höschen noch nicht am Tropfen, sollten Sie unbedingt Gleitgel, Massageöl oder Speichel verwenden. Später können Sie dann immer wieder einen Finger in ihre klatschnasse Muschi eintauchen und ihn mit ihrem Liebessaft benetzen.

Kleine Gleitgel-Kunde

- Gleitgele auf wässriger Basis: trocknen relativ schnell und hinterlassen einen klebrigen Film.
- Gleitgele auf Silikonbasis: sind wasserabweisend und nur schwer abzuwaschen, können Sex-Toys aus Silikon angreifen.
- Gleitgele auf Öl- oder Fettbasis: hinterlassen einen fettigen Film, lösen Latex-Kondome und eventuell Diaphragmen oder Umkleidungen von Spiralen auf.

Sanfte Verführung

Bearbeiten Sie nicht sofort ihre Klitoris oder ihre Vagina. Steigern Sie die Sensibilität ihres gesamten Körpers, indem Sie zunächst all ihre erogenen Zonen sanft streicheln. Kreisen Sie um Innenschenkel, Nacken, Kniekehlen, Bauchnabel, Scham oder Brüste und zögern Sie das Ganze etwas heraus. Saugen Sie an ihren Nippeln. Sehen Sie sie dabei an und genießen Sie jede Berührung. Beobachten Sie, wie sich ihre feinen Körperhärchen aufstellen und sich ihr Brustkorb sinnlich nach oben wölbt. Spüren Sie, wie der Saft aus ihrer Vagina rinnt. Wenn sie es kaum noch aushalten und ihr Verlangen unstillbar geworden ist, begeben Sie sich auf die nächste Stufe und widmen sich ihren Lustzentren etwas direkter.

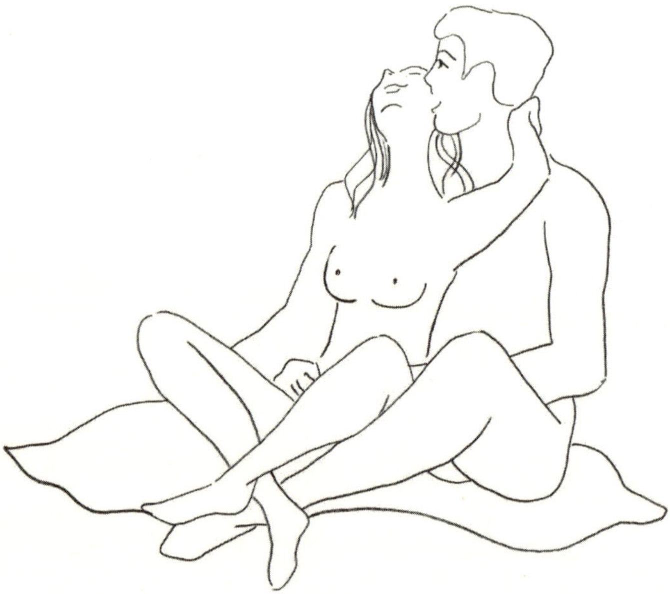

Venushügel-, Klitoris- und Vulva-Massage

Platzieren Sie Ihren Handballen auf dem Venushügel, und umgreifen Sie das untere Ende des Scheideneingangs (dünnes Häutchen) mit Ihren Fingern. Üben Sie nun vom Handballen aus sanften Druck aus, der sich fließend bis in Ihre Fingerspitzen ausbreitet. Wenn Sie bei der Scheidenöffnung angekommen sind, drücken Sie die Finger ein wenig gegen das dortige feine Häutchen. Sie können dabei auch Ihre Fingerspitze(n) in die Vagina gleiten lassen, um sie gleich wieder hinauszuziehen.

Achten Sie dabei auf den Atem Ihrer Liebsten. Im Idealfall drücken Sie gegen die Scheidenöffnung, wenn Ihre Angebetete den letzten Atemzug ausatmet, um dann mit dem Einatmen wieder am Venushügel zu beginnen. Das Tempo passen Sie dabei genauso wie den Druck an ihre Bedürfnisse an. Fangen Sie sachte an und steigern Sie die Intensität Ihrer Berührungen allmählich.

So kommen Sie besser an ihre Liebesperle

Um die Klitoris direkt stimulieren zu können und die Spannung der Liebesperle zu erhöhen, wird die Klitorisvorhaut leicht angehoben. Hierfür werden die Schamlippen mit der Hand gespreizt. Die andere Hand ruht auf dem Venushügel und führt mit leichtem Druck eine zum Kopf hin gerichtete Bewegung aus.

Klitoris-Massage I

Benetzen Sie zunächst Ihre Finger mit reichlich Gleitgel oder Spucke. Schieben Sie dann mit Daumen und Mittelfinger die Schamlippen zur Seite und mit der Handfläche die Haut des Venushügels in Richtung Bauch. So legen Sie die Klitoris frei. Dann platzieren Sie die Zeigefingerspitze direkt auf dem kugelförmigen Anfang der Klitoris, der sichtbar geworden ist. Führen Sie nun mit dem Zeigefinger eine kreisende Bewegung aus und üben Sie vor jeder neuen Kreisbewegung sanften bis starken Druck auf ihre Klitoris aus. Das können Sie eine Weile so machen, und wenn Sie Lust haben, lassen Sie die Finger der anderen Hand zum Beispiel in ihre feuchte Spalte eindringen.

Überreizen Sie die Klitoris allerdings nicht. Sie ist das Gegenstück zur Eichel und Sie wissen ja, wie das ist, wenn die Stimulation an dieser empfindlichen Stelle zu intensiv ausfällt.

Klitoris-Massage II

Die sichtbare Klitoris ist klein, aber fein. Da sie sich im Körperinneren fortsetzt, ist sie nicht nur eine erbsenförmige Kugel, sondern weist eine Art Schaft auf. Diesen können Sie wie einen Penisschaft durch Reiben stimulieren.

Hierfür heben Sie wieder die Klitorisvorhaut an. Dann umschließen Sie die erbsenförmige Klitoris und tasten sich weiter bis zu der Stelle unterhalb der Kugel vor. Das ist der Fortsatz, der ins Körperinnere führt. Umschließen Sie diesen schmalen Bereich nun mit Daumen und Zeigefinger und massieren Sie ihn sanft. Tempo und Druck können Sie dabei wie immer je nach Gusto variieren.

Sie können den Schaft auch zwischen den beiden Fingern fixieren und kleine Kreise mit den Fingern ziehen. Diese Technik empfiehlt sich vor allem bei Männern mit großen Händen und Frauen mit einer zierlichen Klitoris.

Das hat sicherlich noch niemand zuvor mit Ihrer Liebsten angestellt. Sie wird begeistert sein.

Vulva-Vagina-Massage

Diese Technik klappt am besten, wenn Sie sich hinter oder auf der Frau befinden. Legen Sie Zeige-, Mittel- und Ringfinger auf ihrem Venushügel ab. Dann krümmen Sie die Finger und lassen Sie langsam nach unten rutschen. Dabei gleiten Zeige- und Ringfinger am Außenrand der Schamlippen entlang, während der Mittelfinger zur Klitoris wandert. Reiben Sie nun Ihre Hand langsam auf und ab. Sie können auch eine Kreisbewegung einbauen. Schließlich gehen Sie immer ein Stückchen tiefer, stimulieren damit die Vulva und führen dann Ihren Mittelfinger in die Scheide ein, um danach wieder hinauszugleiten, um sich den Weg über die Vulva zurück zur Klitoris zu bahnen. Setzen Sie dieses Spielchen immer wieder von Neuem fort und treiben Sie damit Ihre Partnerin in den Wahnsinn.

Vagina-Massage

Ihre Partnerin kniet vor Ihnen, während Sie sich an ihrem prächtigen Hinterteil ergötzen und den Daumen in ihre klaffende Spalte schieben. Lassen Sie ihn kreisen, bewegen Sie ihn vorwärts und zurück. Dabei kann ein Finger in ihren Anus gleiten, wenn sie das mag. Gleitgel ist hierfür unbedingt erforderlich. Sie können aber auch ihre Rosette mit Ihrer Zungenspitze verwöhnen. Das bringt doppelt Spaß.

Vagina-Massage II

Dringen Sie mit Mittel- und Zeigefinger in ihre Vagina ein und üben Sie einen leichten bis heftigen Druck auf die Scheidenvorderwand aus. Machen Sie eine »Komm her«-Bewegung mit den beiden Fingern. Sobald Sie eine schwammige Erhöhung spüren, haben Sie ihren G-Punkt erreicht. Bearbeiten Sie diesen ebenfalls mit zarten Druckbewegungen. Wenn Sie den Druck an ihren Pulsschlag anpassen, kann das besonders beflügelnd sein.

Legen Sie die andere Hand flach auf ihren Unterbauch und üben Sie damit sanft Druck aus. Sie können aber auch die Klitoris mit der anderen Hand stimulieren.

Mir wird schon ganz warm, wenn ich Ihnen dieses Prozedere beschreibe, und ich bin mir sicher, Ihr Schatz wird ausflippen, wenn Sie das Ganze in der Praxis durchführen.

Vagina-Massage III

Führen Sie Zeige- und Mittelfinger in ihre Scheide ein und machen Sie eine sanfte Scherenbewegung. Das heißt, Sie spreizen Ihre Finger und bringen sie wieder zusammen, während sie diese vor- und zurückgleiten lassen. Auf diese Weise stimulieren Sie die Scheidenwand abwechselnd intensiv an unterschiedlichen Punkten. Es wird die Gute in Wallung versetzen, das können Sie mir glauben.

Anus-Massage

Anus-Massagen können unfassbar schöne Gefühle auslösen, wenn man es zulässt. Massieren Sie hierfür ihre Rosette mit leichtem Druck, der je nach Belieben zunehmen darf. Sie können mit den Fingern klopfen, reiben, drücken usw. – ganz wie es ihr guttut. Wer es genau wissen will, führt einen oder mehrere Finger in den After ein. Für die anale Stimulation gibt es auch spezielle Toys, die etwas dünner sind als Vibratoren oder Dildos. Wer mag, kann einen Anal-Plug einführen und gleichzeitig die Vagina stimulieren – das ist doppelt sinnlich und bewährt sich auch beim Geschlechtsverkehr für beide Partner.

Verwenden Sie auf jeden Fall Gleitgel, da Schließmuskel und Darmwände sehr empfindlich sind. Generell ist auf äußerste Hygiene zu achten, da ansonsten pathogene Keime aus der Analregion in die Vagina gelangen.

Tatwaffe Mund

Cunnilingus, oh Cunnilingus! Er kann ebenso lustvolles Vorspiel wie der Hauptakt sein. Die meisten Frauen lieben es, hingebungsvoll mit Mund und Zunge in Fahrt gebracht zu werden. Sie genießen es, wenn ihr Liebster Spaß daran hat, Lippenbekenntnisse abzulegen. Genauso erregend finden sie es, die Männerwelt mit ihrem Mund zu beglücken, was Ihnen dann ebenso zugutekommt.

Der perfekte Cunnilingus

Wenn einem eine Frau den Hintern ins Gesicht streckt und sich zwischen den Schenkeln die Schamlippen hervorrecken, gibt es kaum einen Mann, der nicht sofort seine Zunge an diesem feuchten Spalt entlanggleiten lassen und sein Gesicht zwischen den weiblichen Schenkeln versenken möchte. Wir Frauen wissen das! Und vor allem mögen wir das! Hereinspaziert, saugen Sie unseren Duft ein und verwöhnen Sie jede Partie unserer Weiblichkeit mit Mund, Lippen, Zunge oder Zähnen.

Cunnilingus ist so ähnlich wie reife Feigen essen, die Haut wird nach außen gestülpt, das Fruchtfleisch wird lustvoll geleckt und in den Schlund gesaugt. Dabei sind die Techniken vielfältig und alles, was den Mund ausmacht, kommt zum Einsatz.

Was Sie tunlichst sein lassen sollten, ist, unseren Saft mitsamt Ihrem Speichel auszuspucken. Das verschafft Frauen nicht gerade das Gefühl, begehrt zu werden.

Saugen: Mit den Lippen saugt es sich hervorragend an der Klitoris – vor allem der Spitze. Während er sie leckt, kann Frau an seinen Fingern saugen und ihm damit zeigen, wie intensiv sie es gerne möchte.

Drücken: Der Liebste übt dabei mit seiner Zungenspitze leichten bis heftigen Druck auf die Vulva oder die Klitoris aus und leckt nach jedem Impuls kurz nach. Sie können während des Leckens ruhig das Kinn auf dem Scheideneingang ablegen und mit ihren kratzigen Bartstoppeln dort einen leichten Druck ausüben, auch das bereitet ihrer Partnerin Vergnügen.

Lecken: Die Zunge kann sich ausgiebig der Klitoris widmen und sie auf- und abwärts lecken – am besten mit der Zungenunterseite. Darüber hinaus können Sie mit der Zungenspitze auf ihrer Vulva entlangfahren und dabei verschiedenste Formen »nachzeichnen«. Von Schlangenlinien über Dreiecke und Kreise sollte alles drin sein. So stimulieren Sie die vielen empfindlichen Reizpunkte, die in diesem Bereich sitzen.

Knabbern: Sanftes Knabbern am Scheideneingang sowie der Vorhaut der Klitoris kann sehr angenehmen sein. Dabei streifen die warmen feuchten Lippen über die fokussierte Zone, was einen zusätzlichen Wow-Effekt hat. Aber kommen Sie bloß nicht auf die Idee, irgendwo hinzubeißen! Das ist schmerzhaft und ein echter Lustkiller. Immer schön sachte mit den Zähnen sein ...

Beim Cunnilingus sollten sich Geschwindigkeit und Intensität der Liebkosungen erst im Verlauf langsam steigern. Der Spannungsbogen sollte sich allmählich aufbauen.

Pure Lust: Erfreuen Sie sich daran, an ihrer Liebesfrucht zu naschen. Kurze Quickies haben ihren Reiz, sind aber beim Cunnilingus nicht angesagt. Je mehr Zeit man sich nimmt und je langsamer man die Sache angeht, umso besser. Bis sie lustvoll ihren Rücken wölbt und sich auf der Zielgeraden befindet, braucht es meist ein Weilchen. Da kann es schon einmal passieren, dass Ihre Zunge ermüdet. In diesem Fall können Sie die Bewegungen der Zunge variieren oder ihr eine kleine Pause gönnen und mit den Lippen fortfahren. Zusätzliche Handarbeit ist generell immer ein Mehrwert.

Verkörpern Sie während ihrer Lippenbekenntnisse pure Lust, seien Sie der gefräßige Lover, der Appetit auf ihre Blüte hat. Das Wichtigste ist, dass Sie wirklich Spaß daran haben und es mindestens genauso genießen wie sie. Auch das wird sie spüren, es wird ihr einen zusätzlichen Kick verleihen und sie wird sich völlig Ihrem Mund hingeben.

Optimale Position: Wenn Sie ihr einen Cunnilingus bescheren, ist die Palette an möglichen Stellungen groß. Wichtig ist auch hier, dass Sie eine Position wählen, die Ihnen Nackenverspannungen erspart. Ein Klassiker ist, wenn die Frau auf dem Rücken liegt, während der Lover auf dem Bauch zwischen ihren Beinen Platz nimmt. Sie kann dabei zwei Fäuste oder ein Kissen unter ihren Po schieben. So haben Sie ihr Geschlecht direkt vor Augen und erreichen ihr Lustzentrum relativ einfach. Sie kann dabei auch die Beine um Ihren Kopf schlingen oder sie auf Ihren Schultern ablegen. Für viele Männer geht ein Traum in Erfüllung, wenn sich die Angebetete auf ihr Gesicht setzt – rücklings oder mit dem Blick auf seine Kronjuwelen. Bei letzterer Variante kann der Mann zusätzlich ihre Brüste mit den Händen kneten oder streicheln. Wenn Ihre Geliebte Sie gleichzeitig mit ihrem Mund bedenken will, bietet sich die 69er-Stellung an. Besonders heiße Aussichten bietet Ihnen Ihre Liebste von hinten. Hierfür begibt sie sich am besten in den Vierfüßlerstand und lässt seinen Mund in ihrem warmen Schoß auf Entdeckungsreise gehen. Der Mann kann dabei ihre Schamlippen mit den Händen zur Seite schieben und sein ganzes Gesicht in ihrer Höhle vergraben. Eine reizvolle Perspektive für beide bietet die folgende Position: Erinnern Sie sich noch an die Kerze im Sportunterricht? So ähnlich funktioniert diese Stellung, die die Frau einnimmt. Sie reckt den Unterkörper nach oben und ihr Gewicht ruht auf ihren Schultern, die auf dem Bett liegen. Er stützt ihre Körpermitte mit seinen Lenden und nimmt hinter ihr Platz. Jetzt offenbart sich ihm ihre Kostbarkeit in ganzer Pracht und sie kann Ihnen genüsslich dabei zusehen, wie Sie ihren Intimbereich küssen. Das törnt uns Frauen mächtig an!

Entdeckungsreise: Klar, die Klitoris ist der absolute Lustpunkt der Frau. Aber es gibt jede Menge weiterer erogener Zonen, die erforscht werden wollen. Wenn Ihre oralen Spielchen zu fest oder zu intensiv sind, sollte Ihnen das Ihre Geliebte unbedingt zu verstehen geben. Dann passen Sie sich ihren Wünschen an, verringern die Intensität und erweitern Ihren Liebkosungsradius, indem Sie beispielsweise auch die Innenseite ihrer Schenkel oder andere erogene Zonen (S. 60) in das Verwöhnungsprogramm einbeziehen.

Keine Pausen: Auch bei Frauen sind Pausen nicht wirklich gewünscht. Die Übergänge von einer Stelle zur anderen bzw. einer Technik zur anderen sollten fließend sein.

Finale: Wenn die Dame Ihres Herzens es nicht mehr aushält und kurz vor dem Kommen ist, werden Sie das an ihrer Atmung und Körperspannung merken. Es wird sie wie ein Tsunami überkommen, wenn Sie ihre vielen Hotspots hingebungsvoll mit dem Mund verwöhnt haben. Ihre Scheide wird nun deutlich wärmer und unglaublich feucht sein. Im Gegensatz zu Männern kann es bei Frauen nach dem Orgasmus spielend in die nächste Runde übergehen.

Nachspiel: Entweder setzen Sie das Liebesspiel fort, indem Sie in sie eindringen, oder Sie sind nun am Zug und Ihre Partnerin bedeckt Ihren Unterleib mit feuchten Küssen und Streicheleinheiten.

Der perfekte Blowjob

Sie werden sich jetzt wundern, warum im Folgenden der perfekte Blowjob beschrieben wird. Das macht aber durchaus Sinn, denn nicht jede Frau weiß, wie er funktioniert. Und wenn Sie es gekonnt mit dem Mund besorgt haben möchten, müssen Sie ihr Hilfestellung leisten. Auf und ab mit dem Mund? Ja, ich weiß, viele Frauen denken, damit wäre es getan. Da geht aber noch mehr! Helfen Sie Ihrer Partnerin ein wenig auf die Sprünge und bitten Sie sie, nachfolgende Techniken beim Blowjob einzubauen.

Saugen: Ihre Lippen umschließen beispielsweise die Eichel, Schaft, Hodensack oder Brustwarzen. Dann saugt sie – je nach Gusto leicht bis fest. Sie muss nicht an der entsprechenden Stelle verweilen, sondern ihre Lippen können weiterwandern. Das löst bei Ihnen ein warmes ziehendes Gefühl aus. Gleichzeitig kann die Dame auch Hand anlegen und umliegende Regionen zusätzlich bearbeiten.

Drücken: Beim Drücken mit Mund, Lippen oder Zunge sollte sie darauf achten, dass die Zähne nicht an Ihrem besten Stück schaben – darauf können Sie sicherlich verzichten. Um das zu vermeiden, kann man die Lippen über die Zähne stülpen. Der Druck sollte dabei in einem gleichmäßigen Rhythmus ausgeübt werden und nicht abrupt von leicht auf heftig wechseln – sanfte Übergänge sind hier gefragt.

Lecken: Wenn sie Ihre empfindlichen Stellen mit ihrer warmen, feuchten Zunge beglückt, wird es nicht lange dauern, bis ein tiefes Stöhnen aus Ihrer Kehle erklingt. Die Zunge bietet viele Variationsmöglichkeiten. Sie kann mit ihr in alle Richtungen lecken, sie kreisen lassen oder Ihre Hotspots mit ihr anstupsen. Dabei sollte sie nicht mit Speichel sparen. Vielleicht törnt es Sie ja auch an, wenn Sie auf Ihren Schwanz spuckt und den Speichel mit ihrem Mund verteilt.

Knabbern: Zartes Knabbern z. B. am Frenulum kann als angenehm und stimulierend empfunden werden. Allerdings ist hier Fingerspitzengefühl gefragt.

Wenn Ihre Partnerin diese Hinweise beherzigt und die nachfolgenden Informationen ebenfalls berücksichtigt, steht dem perfekten Blowjob eigentlich nichts mehr im Weg.

Pure Lust: Sie sollte ebenso viel Spaß am Beglücken haben wie Sie am Nehmen. Oberste Bedingung dafür ist Hygiene. Anderenfalls ist das Ganze eine abtörnende Nummer. Locken Sie aus ihr die Schlampe heraus und füttern Sie den Gremlin. Das können Sie natürlich nur, wenn sie Spaß am Blasen hat. Motivieren Sie die Liebste ein bisschen, indem Sie sie für ihre Mundfertigkeiten loben. Greifen Sie sich ihre Pobacken und kneten Sie sie ordentlich durch, wenn sie Ihren Penis und die Hoden mit dem Mund bearbeitet.

Optimale Position: Es macht Sinn, eine Position einzunehmen, die für beide Partner angenehm ist, da die Nummer mit dem Mund etwas andauern kann – schließlich genießen Sie beide es ja in vollen Zügen. Liegen Sie auf dem Bett, setzt die Frau sich am besten seitlich neben Sie oder zwischen Ihre Beine. Sie kann sich auch rücklings auf Ihren Bauch setzen oder über Ihrem Glied knien und Ihnen ihre Blüte ins Gesicht strecken. Der Mann kann aber auch auf der Bettkante sitzen oder stehen und die Dame widmet sich seinem besten Stück auf den Knien hockend. Schieben Sie sich hier am besten ein Kissen oder eine andere Polsterung unter die Knie.

Entdeckungsreise: Bei einem guten Blowjob greift man nicht sofort zum Penis und steckt ihn sich in den Mund, um dann wie wild mit den Lippen den Penisschaft auf- und abzufahren. Ihre Partnerin sollte sich die gesamte Klaviatur der männlichen Lust zunutze machen und Abwechslung ins Spiel bringen. Sie kann zum Beispiel beim Schaft beginnen und dessen Unterseite hingebungsvoll lecken, sich dann den Hoden widmen und erst später ihren

Mund über die Eichel stülpen, daran saugen, Druck ausüben, den Eichelrand mit der Zungenspitze umfahren und dabei immer wieder das Frenulum anstupsen. Zusätzliches Handanlegen kann niemals schaden!

Deep Throat: Wenn es Sie antörnt, Ihren gesamten Schwanz in ihrem Mund zu versenken, die Dame aber sofortigen Würgereiz zeigt, können Sie diesen mit nachfolgender Position mildern: Sie liegt auf der Bettkante, lässt den Kopf herunterhängen und Sie stehen darüber und schieben den Penis in ihren Mund. Ist Ihnen das zu akrobatisch, lassen Sie das Ganze einfach, denn tatsächlich werden Sie intensiverere Höhenflüge erleben, wenn Ihre Partnerin Ihre Eichel gekonnt mit dem Mund verwöhnt. Deep-Throating hat für sie übrigens den Vorteil, dass das Ejakulat direkt in der Speiseröhre landet und gar nicht erst in Kontakt mit den Geschmacksknospen kommt. Vielleicht sollten Sie ihr das bei passender Gelegenheit durch die Blume mitteilen.

Keine Pausen: Sie sollte ihr heißes Spiel mit dem Mund nicht plötzlich beenden. Das ist in etwa so wie die Werbepause, wenn der Film am spannendsten ist.

Finale: Wenn Sie kommen, bleibt es ihr überlassen, ob Sie Ihren Saft schlucken, ausspucken oder über ihre Hände ergießen lassen möchte. Hat sie sich für das Kommen außerhalb des Mundes entschieden, macht es Sinn, den Penis auf den letzten Etappen nur noch mit den Händen zu stimulieren. Für Sie wird es zweifellos das Größte sein, wenn die Dame das Sperma genussvoll schluckt und sich danach die Lippen leckt, um keinen Tropfen zu vergeuden. Aber versuchen Sie sie nicht dazu zu überreden. Das ist ein absolutes No-Go, wirklich! Gleiches gilt für das Ins-Gesicht-Spritzen. Sprechen Sie es behutsam an, wenn Sie darauf abfahren. Hin und wieder mögen wir das ganz gerne, aber wir gewähren es sicherlich nicht jedem. Falls Sie den Freifahrtschein dazu erhalten haben, achten Sie bitte darauf, dass nichts in die Augen gelangt: Das brennt fürchterlich!

Nachspiel: Wenn Sie den Gipfel der Lust erreicht haben, sollten Sie sich nicht einfach abwenden und zum nächsten Tagesordnungspunkt übergehen. Liebkosen Sie Ihre Liebste und danken Sie ihr mit Streicheleinheiten und Küssen.

Exkurs delikate Körpersäfte

Jede Frau hat ihren eigenen Geschmack und ihr ganz individuelles Duftbouquet. Ihre Kleine kann nach Karamell, Wein, Nüssen oder anderen verführerischen Aromen schmecken und duften. Sie wissen sicherlich, wovon ich spreche, und lieben dieses besondere Aroma, das sich an Ihrem Gaumen und in Ihren Geruchsorganen entfaltet, wenn Sie Ihre Lady mit köstlichen Küssen zwischen ihren Beinen betören. Es ist das Intimste, was sie Ihnen bieten kann, und gehört zu den Schätzen ihrer Weiblichkeit. Aus diesem Grund fühlen sich viele Frauen nicht wohl, wenn der Mann an diese Stelle mit Nase und Zunge vorstößt. Nehmen Sie ihr die Hemmung und sagen Sie ihr, wie sehr Sie das dortige Aroma schätzen. Sie wird sich gleich mehr entspannen. Sie können ihr auch Ihren mit ihrem Saft benetzten Finger in den Mund schieben und sie daran lecken lassen.
Wenn Sie bisher nicht in den Genuss dieses wunderbaren Saftes gekommen sind (was hoffentlich nicht der Fall ist), weil Sie befürchten, dass sie jenseits des Bauchnabels nach Fisch riecht und schmeckt, ist das meist unbegründet, selbst wenn sie sich

nicht unmittelbar vorher im Intimbereich gewaschen hat. Lassen Sie sich diesen aphrodisierenden Leckerbissen nicht entgehen!
Und nun zu Ihrem Körpersaft, meine Herren! Nicht jede Frau schluckt gerne, und das ist auch in Ordnung so. Vielen ist die Konsistenz des Ejakulats zu gewöhnungsbedürftig und der Geschmack befremdlich, weil er so intensiv ist. Allerdings lassen wir uns das Auflecken des Lusttropfens ungern entgehen, weil es eine sehr anregende Angelegenheit sein kann. Auch in ihm kann ein wenig Sperma enthalten sein.
Haben Sie schon einmal an Ihrem Sperma oder an Ihrem Lusttropfen genascht? Bestenfalls schmeckt es nach Pilzen oder Austern. Manchmal erinnert es jedoch an Seife oder Chlorreiniger. Atmen Sie ruhig durch, Sie können das Geschmacksaroma nämlich positiv beeinflussen. Der delikate Geschmack weiblicher sowie männlicher Liebessäfte wird durch reichlichen Genuss von Wasser, Wein, Obst (ganz vorne ist hier Ananas), Nüssen und Milchprodukten wie Joghurt hervorgehoben. Wenn Sie wissen, dass bald eine heiße Nacht ansteht, können Sie 24 Stunden vorher auf starke Gewürze, geruchsintensive Kost, Bier, Kaffee, Süßigkeiten, Kohlenhydrate und Weißmehl verzichten. Sie verleihen Ihrem Sperma eine bittere Note. Ebenfalls können Medikamente wie Antibiotika oder Vitamin-Supplemente den Geschmack beeinträchtigen.

Die bunte Welt der Sexshops

Sexshop ist nicht gleich Sexshop. Lassen Sie uns das gleich einmal klarstellen! Da gibt es diese verstaubten und schmuddeligen Dinger (gerne in der Nähe des Hauptbahnhofs) und wirklich edle Erotikboutiquen. Beides mag seinen Reiz haben. Während Sie in den Shops mit rot-schwarzem 90er-Jahre-Charme eher einen Lacktanga für Herren aus einer Plastikverpackung ziehen, stoßen Sie in der Erotikboutique auf hochwertige Produkte. Hier können Sie gut und gerne auch einmal 1000 Euro für ein Negligé eines namhaften Labels als Überraschung für die Liebste und »Zuckerl« für sich selbst, einen exklusiven Cockring und einen Vibrator lassen. Bei ersterem Etablissement kommen Sie sehr viel günstiger dabei weg: Herrenwäsche kostet hier um die 12 Euro, das Höschen für Damen durchschnittlich 10 Euro, ein Dildo etwa 25, und wenn er seit Längerem im Regal steht, bekommen Sie den auch gerne einmal für 10 Euro.

Aber Sie können ruhig durchatmen: Es gibt auch den goldenen Mittelweg! Immer mehr Sexshops sprießen aus der Erde, die den Zeitgeist einfangen, modern sind, hochwertige Produkte anbieten und nichts mit dem schmierigen Image diverser einschlägiger Läden zu tun haben. Sie sind nicht überteuert und man muss nicht gleich Wäsche im Wert von 500 Euro kaufen, um freundlich verabschiedet zu werden.

Die Informationen sind schön und gut, aber es ist Ihnen trotzdem peinlich, in einen Sexshop zu gehen? Diese unnötigen Gedanken können Sie getrost beiseitelegen! Zum Beispiel indem Sie sich ein Beispiel an den Japanern nehmen: Die schämen sich gar nicht. Jeder geht dort völlig unverblümt in Sexshops, drückt hier und da auf Demonstrationsmodellen herum. Man trifft Bauarbeiter, Geschäftsmänner, Hausfrauen und Teenies. Keiner schämt sich, egal, wie absurd die Toys sind, die man gerade begutachtet.

Wie gesagt, die Zeiten der schmuddeligen Läden sind vorbei, die netten Läden mit freundlichem und gepflegtem Personal kommen bei der Mehrheit einfach besser an. Da wird das Dildo-Shoppen zum Einkaufserlebnis und gleicht eher dem Besuch in einer Drogerie. Lassen Sie also Ihre Scham hinter sich und geben Sie sich einen Ruck!

Und wenn es Ihnen einfach nicht gelingen mag, Ihre Scham abzulegen, gibt es inzwischen wunderbar sortierte Online-Shops. Die Pakete werden diskret verschickt und Sie müssen nicht befürchten, dass Frau Kling von nebenan über den Inhalt des Pakets Bescheid weiß, wenn sie es annimmt.

Spielzeugkiste und Helferlein

Die Welt der Sexspielzeuge ist groß und bunt, man kann die unterschiedlichsten Dinge mit ihnen anstellen. Darüber hinaus können auch alltägliche Dinge wie Gürtel oder Fruchtsaft so manchen Spieleabend spannender gestalten. Sexspielzeug und Helferlein eröffnen einen ganz anderen Horizont in Sachen Sex – egal, ob beim Sologebrauch oder mit der Partnerin.

Experimentierfreudige Spieler kommen mit den nachfolgenden Toys garantiert auf ihre Kosten. Die Auswahl beschränkt sich schon lange nicht mehr auf laute Vibratoren aus Hartplastik oder fleischfarbene Dildos. Es gibt spezielle Anal-Spielzeuge, Penisringe, Bondage-Klebebänder, Federkitzler, Fleshlights und viele andere aufregende Artikel für Ihre Spielzeugkiste. Sie mögen es hart, zart, edel oder doch trashig? Auch das sollte kein Problem sein!

Anal-Dildos dienen der Stimulation des Afters. Ihre Form ist speziell an die anatomische Beschaffenheit des Afters und des Enddarms angepasst, sie sind also schmaler als herkömmliche Dildos. Häufig haben sie aus Sicherheitsgründen am unteren Ende einen breiten Sockel.

Anal-Ketten sind ebenfalls ein Toy, das – wie der Name bereits verrät – für die Stimulation des Analbereichs entwickelt wurde. Analketten setzen sich aus mehreren Kugeln zusammen. Dabei sind die runden Lustspender am Anfangsstück etwas kleiner und werden in Richtung Ende Kugel für Kugel zunehmend größer. Das erleichtert das Einführen in den After. Zieht man die Kette während des Orgasmus heraus, wird das Lustgefühl fast bis ins Unermessliche gesteigert.

Anal-Plugs sind ein wunderbares Toy für die Stimulation des Afters. Sie haben eine schmale Basis, damit das Spielzeug nicht durch den Schließmuskel herausgepresst wird. Aus Sicherheitsgründen mündet dieses in einen breiteren Sockel. Es gibt Anal-Plugs aus Silikon oder chirurgischem Stahl. Letztere Variante ist besonders hübsch anzusehen, da sie meist mit einem Kristall am Ende verziert ist. Sie werden während des Sex oder der Masturbation getragen und intensivieren das sinnliche Gefühl. Bei Frauen verengen sie die Vagina, was den Herren der Schöpfung zugutekommt.

Eine weitere Variante sind aufpumpbare Anal-Plugs. Sie dehnen den Anus je nach Wunsch und füllen so den Analbereich vollständig aus. Der Vorteil dabei ist, dass sie vor dem Aufpumpen sehr klein sind und das Einführen angenehm ist. Außerdem gibt es die angeschrägten Sexspielzeuge für das besondere Vergnügen im Hintertürchen auch mit Vibrationsfunktion. Sie sorgen für ein leichtes Kitzeln im Anus und stimulieren bei Männern die Prostata.

Anal-Vibratoren gewährleisten durch ihre Länge und die Vibrationsfunktion eine sehr tiefe und intensive Stimulierung des Analbereichs. Die Vibrationsstärke fällt größer aus als bei normalen Vibratoren, da die Muskulatur im Anus kräftiger ist und es mehr Power braucht, um sie in Wallung zu versetzen. Auch bei Anal-Vibratoren ist aus Sicherheitsgründen in der Regel ein Sockel am unteren Ende angebracht.

Augenbinden sind eine lustvolle Art der Hingabe an den Partner. Bedecken sie erst einmal die Augen, kann der Träger oder die Trägerin nichts mehr oder nur eingeschränkt sehen und die übrigen Sinne werden geschärft. Es gibt verschiedene Formen von Augenbinden. Manche sehen aus wie Augenmasken und sind schlicht, andere sind aus Spitze, aber auch Seidenschals können als Augenbinde verwendet werden.

Ballknebel sind Gurte, die am Kopf angebracht werden. An ihnen ist ein Ball angebracht, der im Mund platziert wird. Häufig sind diese Bälle mit Luftlöchern versehen, um die Atmung zu erleichtern. Sprechen ist nach dem Anlegen nicht mehr möglich. Der Träger oder die Trägerin muss dann mit Gesten oder Lauten mit dem Partner kommunizieren. Ballknebel finden bei Dominanzspielen Anwendung und werden vom devoten Partner getragen. Es gibt auch Knebel ohne Ball. Sie erfüllen den gleichen Zweck.

Bondage-Kerzen eignen sich für heiße Wachsspielchen besser als herkömmliche Kerzen, da sie einen niedrigeren Schmelzpunkt haben. Nach dem Schmelzen verwandelt sich das Wachs in wohlduftendes Öl, das sinnliche Massagen ermöglicht.

Bondage-Klebeband wurde für Bondage-Praktiken entwickelt. Es besteht aus Kunststoff und dient zum Verbinden der Augen sowie zum Fesseln der Hand- und Fußgelenke. Das Material ist selbsthaftend und hinterlässt deshalb keinen unangenehmen Klebefilm, auch Haare bleiben nicht daran haften. Bondage-Klebebänder sind wiederverwendbar und in unterschiedlichen Farben erhältlich – dem Geschmack sind also keine Grenzen gesetzt. Wem Kunststoff nicht zusagt, der kann für Fesselspielchen auch auf Seidentücher oder Seile zurückgreifen.

Dildos gibt es in klein, groß und in verschiedensten Materialien: Glas, Silikon, Hartplastik, Holz usw. Auch hinsichtlich der Farbauswahl lassen sie keine Wünsche offen. Es gibt sie in unterschiedlichen Hautfarben, knallpink, transparent, schwarz, gelb usw. Dildos haben im Gegensatz zu Vibratoren keine Vibrationsfunktion. Häufig haben sie aus Sicherheitsgründen am unteren Ende einen breiteren Sockel. Wie Penisse sind sie vielseitig einsetzbar: oral, vaginal und anal.

Für doppelten Spaß sorgt der Doppeldildo. Hier können beide Seiten eingeführt werden, was die gleichzeitige Penetration von zwei Partnerinnen ermöglicht. Sie sind meist so flexibel, dass man auch beim Solosex von ihnen profitieren kann, indem man sie gleichzeitig anal und vaginal einführen kann.

Eine andere Variante sind aufpumpbare Dildos. Sie werden nach dem Einführen bis zur Wunschgröße aufgepumpt und füllen so den gesamten Vaginalbereich aus.

Dildo-Harnesse (auch Strapons) schnallen Frauen an, was ihnen ermöglicht, den Partner oder die Partnerin zu penetrieren. Dabei können die Dildos je nach Belieben ausgetauscht werden.

Elektro-Sexspielzeuge sind elektronisch betriebene Sex-Toys wie z.B. Anal-Plugs, Mini-Vibratoren, Penisringe oder Nippelspangen. Ihre Vibrationen dringen tief in das Muskelgewebe ein und sind variabel.

Federkitzler werden zur Reizung des Tastsinns eingesetzt. Dabei handelt es sich um eine einzelne Feder oder mehrere Federn, die an einem Stöckchen fixiert sind. Es ist eine sehr sinnliche Art, den Körper des anderen zu streicheln.

Fleshlight ist ein Toy für Männer, das auf den ersten Blick wie eine Taschenlampe aussieht (daher der Name; engl. flashlight = Taschenlampe) und im Inneren ein weiches Material enthält. Dabei mimt die Hülle am Eingang häufig die weibliche Vulva und ist entsprechend hautfarben gestaltet. Fleshlights ermöglichen dem Anwender das Gefühl von Oral- oder Vaginalverkehr. Sie eigenen sich hervorragend zur Masturbation, können aber auch beim Paarsex für Stimmung sorgen.

Gerten sind aus dem Pferdesport bekannt und werden ähnlich wie Peitschen gebraucht. Auch im Bett finden sie Verwendung und haben dort durchaus ihren Reiz. Durch ihre relativ kleine Oberfläche wird im Gegensatz zur Peitsche nur ein geringer Bereich mit den Hieben konfrontiert, der gezielt angepeilt werden kann. Allerdings eignen sie sich nicht nur zum Schlagen. Sie können gleichermaßen wie der Federkitzler zum sanften Stimulieren der empfindlichen Nervenenden auf der Haut verwendet werden. Hierfür werden streichende Bewegungen ausgeführt.

Gurtlose Strapon-Dildos sind im Prinzip Doppeldildos. Sie werden in die Vagina der Partnerin eingeführt, die dann ihr Gegenüber mit dem anderen Ende penetrieren kann. Der Körperkontakt ist hier höher als beim Harness-Dildo.

Halsbänder schränken den devoten Träger oder die Trägerin ein und werden zur Kontrolle vom dominanten Gegenüber eingesetzt. Manche haben verschließbare Schnallen, an die der Träger oder die Trägerin nicht herankommt, um sie zu öffnen. Hierdurch wird die untergebene Rolle abermals gesteigert. Teilweise sind diese Halsbänder auch mit O-Ringen versehen, an welchen Ketten, Riemen oder Leinen angebracht werden können.

Handschellen werden für Fesselspiele eingesetzt und man bringt sie an den Handgelenken an. Sie bestehen aus zwei metallenen

Handschellen, die mit einer kurzen Kette verbunden sind. Häufig werden Handschellen auch mit Plüsch ummantelt, um unangenehme Reibungen an der Haut zu vermeiden. Gerade wenn die Hände am Bettrahmen oder einer anderen Vorrichtung fixiert werden, schränkt das die Bewegungsfreiheit enorm ein. Ein Partner ist dem anderen somit komplett ausgeliefert.

Hodenteiler sind ein beliebtes Utensil in der Bondage-Szene. Sie werden um den Hodensack oder den Penis gelegt und bringen die Hoden in eine symmetrische und sehr eingezwängte Position bzw. teilen sie.

Hodenstretcher ähneln Hodenteilern. Allerdings sind sie zusätzlich mit Schlaufen versehen, die zum Anbringen von Gewichten dienen. Sie haben den Sinn, den Hodensack nach unten zu ziehen.

Klitorisklemmen sollen der Trägerin Schmerzen in der Klitoris bereiten. Sie werden entweder direkt an der Klitoris oder der Klitorisvorhaut angebracht. Sie vergrößern den Kitzler, wodurch er während des Verkehrs besser zu erreichen ist. Klitorisklemmen rufen ein Taubheitsgefühl an der Klitoris hervor, was die Lust in Kombination mit dem Schmerz steigern soll.

Klitorispumpen steigern die Sensibilität der Klitoris, indem sie hier einen saugenden Effekt ausüben. Dadurch schwellen Klitoris sowie Schamlippen während der Anwendung an. Manche Pumpen sind zusätzlich mit einem Klitorisvibrator versehen, was das Gefühl abermals intensiviert.

Liebeskugeln werden zur Stärkung der Beckenbodenmuskulatur in die Vagina eingeführt. Häufig weisen sie integrierte Gewichte auf, die bei der Trägerin ein angenehmes Gefühl auslösen. Weitere

Bezeichnungen für Liebeskugeln sind Geisha-Kugeln, Vaginakugeln, Duo-Kugeln oder Liebeseier.

Magic-Wand-Vibratoren sind unschlagbar. Sie haben einen großen Kopf und häufig einen flexiblen Hals, der an einer festen Halterung angebracht ist. Der Kopf ist dabei aus einem weichen Material und stimuliert mittels regulierbarer Vibration eine recht große Fläche. Die meisten Exemplare sind netzbetrieben, was den Vorteil hat, dass die Vibrationen so intensiver ausfallen. Allerdings beschränken sich damit die Örtlichkeiten, an welchen man die wunderbaren Vibratoren einsetzen kann. Haben Sie am besten immer ein Verlängerungskabel zur Hand. Während Frauen damit ihren gesamten Vulvabereich sowie die Klitoris massieren können, schätzen Männer hiermit vor allem die Massage am Damm oder an den Hoden.

Masken haben seit jeher den Zweck, das Gesicht zu verhüllen. Aus diesem Grund werden sie auch auf erotischen Veranstaltungen wie Swinger- oder Fetisch-Partys getragen. Aber auch bei Rollenspielen erweisen sie brauchbare Dienste.

Masturbatoren für Männer sind beispielsweise die Taschen-Muschi oder Vagina-Imitate. Sie werden während der Masturbation in der Hand gehalten und penetriert. Im Inneren sind sie mit einer angenehmen Struktur ausgestattet, die dem Anwender das Gefühl gibt, in eine Vagina zu stoßen. Gleitmittel sollten zusätzlich gebraucht werden, damit alles schön flutscht. Man kann solche Masturbatoren solo oder auch als Vorspielvariante mit der Partnerin gebrauchen.

Nippelsauger erzielen einen saugenden Effekt an den Nippeln, indem sie ein Vakuum schaffen. Dadurch wird nach der Anwendung deren Empfindlichkeit sowie Größe gesteigert – teilweise dauerhaft.

Nippelspangen werden an den Brustwarzen angebracht und lösen dort sanften Schmerz aus. Verstellbare Klemmen werden empfohlen, da man mit ihnen den Druck auf die Brustwarzen regulieren kann. Darüber hinaus gibt es auch vibrierende Nippelspangen. Sie enthalten zusätzlich integrierte Vibratoren und steigern die Stimulation der Klemmen. Nach der Anwendung schwellen die Nippel an und sind sehr sensibel.

Peitschen verursachen durch ihre flexiblen Enden Schmerzen und gegebenenfalls Striemen auf der Haut. Besonders beliebt sind Bullen- oder Riemenpeitschen. Letztere setzen sich aus mehreren Riemen zusammen, die entweder aus Leder, Gummi, Metall, Baumwolle, Kunststoff oder Seilen gefertigt sind. Im Gegensatz zur Gerte verteilt sich die Kraft des Hiebs auf mehreren kleinen Oberflächen und sorgt für stechende Schmerzen. Man kann mit Peitschen allgemein aber auch streichende Bewegungen ausführen.

Penispumpen vergrößern und stärken die Erektion des Penis und steigern so die Befriedigung des Mannes während des Sex oder der Masturbation. Hierfür wird der Penis in die Pumpe eingeführt, die aus einem luftdichten Zylinder besteht. Anschließend wird durch Pumpen ein Vakuum erzeugt, wodurch sich die Blutzirkulation im Glied erhöht. Es wird dadurch härter, sensibler und schwillt an. Die Wirkung ist in der Regel nur vorübergehend.

Penisriemen verstärken wie Penisringe die Potenz und die Erektion des Trägers. Sie sind aus Stahl oder Leder gefertigt.

Penisringe blockieren den Blutfluss des Penis, was dazu führt, dass die Erektion des Mannes beibehalten wird. Außerdem wird der Penis härter und vorübergehend größer. Einsteiger sollten auf dehnbare Ringe aus Kunststoff zurückgreifen. Profis bevorzugen häufig unflexible Ringe aus Metall. Darüber hinaus gibt es auch Penisringe mit zusätzlicher Vibrationsfunktion sowie einem Klitorisstimulator, der die Partnerin während des Sex erregt.

Schlagpaddel dienen zum Versohlen des Hinterns des Partners. Sie sind flach und häufig aus Leder oder Holz gefertigt. Durch ihre Anwendung werden die Nervenenden in der Haut angeregt, was neben dem Klatschen und den Berührungen einen zusätzlichen sinnlichen Effekt hat.

Sexschaukeln sind spätestens seit Samantha aus *Sex and the City* bekannt. Sie setzen sich aus einem Sitz bzw. Gurt sowie einem Bügel zusammen und ermöglichen freies Experimentieren mit akrobatischen Stellungen.

Sexpuppen ersetzen die Partnerin im Bett (na ja… nicht ganz) und ermöglichen eine ganz andere Art der Masturbation. Sie sind mit vielen Löchern versehen, sodass man verschiedenste Praktiken mit ihnen exerzieren kann. Ein besonders realistisches Gefühl sollen im Gegensatz zu den aufblasbaren Puppen realistische Puppen geben, die aus Silikon gefertigt sind. Man kann sie auch nach den eigenen Wünschen und Vorlieben anfertigen lassen. Allerdings ist das eine recht kostspielige Angelegenheit.

Strapon-Vibratoren werden auch als »Schmetterlingsvibratoren« bezeichnet. Sie erlauben die freihändige Stimulation der Klitoris. Schmetterlingsvibratoren können auch während des Geschlechtsverkehrs getragen werden oder in Kombination mit anderen Vibratoren oder Dildos diverse Solo-Spiele versüßen.

Vaginapumpen verursachen einen saugenden Effekt an der Vulva. Sie steigern ihre Sensibilität und lassen die Schamlippen sowie die

Klitoris vorübergehend anschwellen. Es gibt zudem Vaginapumpen mit integriertem Vibrator, was die lustvolle Wirkung abermals erhöht.

Vibratoren sind phallisch geformte Sexspielzeuge mit Vibrationsfunktion. Es gibt sie in verschiedensten Formen, Größen, Materialien und Farben. Sie sind genoppt, gerillt, glatt, porös, stachelig oder sehen aus wie ein Penis und sind mit »Venen« durchzogen. Manche sind laut, während andere diskret leise sind. Einige funktionieren per Schalter und andere werden mit Fernbedienung betrieben, was den Lustfaktor zusätzlich steigert, wenn der Partner hier die Kontrolle übernimmt. Viele Vibratoren sind speziell für die Vagina konstruiert – hier gibt es beispielsweise spezielle G-Punkt-Vibratoren oder solche mit Extraaufsätzen, die die Klitoris stimulieren –, andere sind etwas kleiner und sollen nur die Klitoris oder die Vulva beglücken, wiederum andere sind an die Beschaffenheit des Anus angepasst. Darüber hinaus gibt es Doppelvibratoren, die wie der Doppeldildo zwei einführbare Enden haben. Das sorgt für zweifachen Spaß.

Besonders klein und handlich sind Fingervibratoren. Sie werden über den Finger gezogen und gestalten das Spiel mit den Händen noch prickelnder. Auch beim Oralsex können sie gute Dienste leisten.

Helferlein für noch mehr Vergnügen

Wenn Sie denken, dass nur Sex-Toys den sexuellen Horizont erweitern können, liegen Sie falsch! Es gibt so einige Dinge, die Pep ins Bett bringen können. Haben Sie schon einmal Fruchtsaft zwischen die Schenkel Ihrer Liebsten gegossen und ihn von ihrer Haut aufgeleckt? Oder hat Ihre Angebetete Ihnen schon einmal eine Perlenkette um die Hoden und den Penis gewickelt, wenn Sie es ihr besorgt haben? Nein? Dann wird es höchste Zeit, tief in die Trickkiste zu greifen.

Champagner ist ein alter Klassiker in der Rubrik der Helferlein. Er steht für Eleganz und Luxus, prickelt nicht nur in der Kehle, sondern auch wunderbar in Hautvertiefungen wie dem Nabel oder am Hals. Die Sinnlichkeit geht weiter, wenn man sich den perlenden Wein gegenseitig von der Haut leckt oder aus Vertiefungen schlürft.

Eiswürfel üben durch ihre kalte Temperatur Reize in den Nervenenden aus. Sie können die eiskalten Helferlein entweder sanft über ihre Haut streichen oder einen Eiswürfel vor dem Cunnilingus in den Mund nehmen – Meister können ihn sogar währenddessen darin behalten. Sie wird zucken vor Lust. Besonders sinnlich ist auch, wenn sich das Eiswasser in schmalen Rinnsalen über die Haut ergießt – ein wundervoller Anblick!

Fruchtsaft ist zum Trinken da. Das stimmt! Aber wie wäre es, wenn Ihre Liebste ihn einfach in ihren Schoß gießt, damit Sie Ihre Zunge damit benetzen können, während Sie mit dem Mund an ihrer Blüte zu Gange sind? Glauben Sie mir, das ist absolut sexy und fühlt sich unfassbar gut an.

Gürtel oder Seidentuch sind nicht nur hübsche Accessoires, sondern lassen sich auch spielend ins Liebesspiel einbauen. Wer es etwas härter bevorzugt, greift zum breiten Ledergürtel und fesselt seine Partnerin damit. Zartbesaitete sollten auf Seidentücher setzen. Man kann mit ihnen auch die Augen verbinden, was die übrigen Sinne schärft. Außerdem fühlen sie sich sehr erotisch auf nackter Haut an.

Haarbürsten sind nicht zu unterschätzen, was das Bett anbelangt. Schnappen Sie sich die Bürste Ihrer Liebsten und funktionieren Sie diese zum Streichelutensil um. Die Noppen und Borsten rufen ein erotisches Kribbeln auf der Haut hervor und fördern die Durchblutung. Sie können Bürsten auch als Schlagpaddel verwenden, indem Sie Ihrem Schatz mit der Rückseite den Hintern versohlen.

Honig, Schokolade und Sahne sind ebenfalls ein Klassiker, den wohl jeder kennt. Wenn diese süßen Sünden Lippen, Genitalien, Brustwarzen oder andere empfindliche Stellen benetzen, kann man sie ausgiebig ablecken und so die Partnerin in Höhenflüge versetzen.

Löffel können nach einem kurzen Aufenthalt im Gefrierfach ein herrlich prickelndes Gefühl auf der Haut auslösen, wenn man damit den Körper entlangstreicht.

Minzpastillen verleihen frischen Atem, der beim Küssen definitiv von Vorteil ist. Aber sie haben weitere Vorzüge: Nehmen Sie eine Minzpastille in den Mund und befriedigen Sie Ihre Partnerin anschließend oral. Der Wechsel zwischen der warmen Temperatur Ihres Mundes und dem kühlenden Effekt der Pastillen wird sie durchdrehen lassen. Umgekehrt werden auch Sie dieses Gefühl zu schätzen wissen, wenn Ihre Liebste es Ihnen mit dem Mund besorgt.

Perlenketten sind nicht nur elegant, sondern lösen intensive Gefühle aus – bei Mann und Frau. Schlingen Sie die Perlen um den Hodensack und die Peniswurzel, sodass Ihre Liebste eine kleine Schlaufe am Ende in die Hand nehmen kann. Mit dieser kann sie den Druck regulieren, den die Perlen auf Ihr bestes Stück ausüben. Zusätzlich massieren die kleinen Kügelchen diese empfindliche Zone. Wenn sie auf Ihnen reitet, kann auch sie an dem Vergnügen teilhaben und sich an den Perlen reiben. Das ist eine Massage der Extraklasse, die obendrein das Blut im Penis staut, was die Erregung steigert, das Glied vergrößert und härter werden lässt.

Hinweis: Verwenden Sie keine echten Perlen, da sich das Perlmutt lösen kann und dies zu Verletzungen führt.

Masturbatoren aus der Speisekammer

Viele schwören auf Maiskolben, Gurken, Auberginen und allerlei andere Produkte aus der Speisekammer. Lassen Sie diese am besten dort, wo sie hingehören. Sie könnten Ihrer Liebsten damit gefährliche Infektionen bescheren, da Lebensmittel oft mit giftigen Pestiziden behandelt sind, die die Schleimhaut schädigen. Auch können sie mit Bakterien belastet sein, die die Scheidenflora ungünstig beeinflussen. Kurz: Das Ganze ist eine recht unhygienische Sache! Noch dazu werden Nahrungsmittel meistens im Kühlschrank gelagert, und glauben Sie mir, es dauert lange, bis die Kälte vertrieben ist. Das wollen Sie Ihrer Liebsten nicht antun.
Aber wenn Sie beide es dennoch nicht lassen können, dann wärmen Sie die Lebensmittel vorher, reinigen sie gründlich und/oder streifen Sie ein Kondom darüber!

Die Fick-Beichte

Sie sind nun völlig aufgeladen mit sexueller Energie und Wollust, das Vorspiel neigt sich langsam dem Ende zu. Jede Stelle des Körpers kribbelt und untenherum fühlt es sich warm an. Es ist, als ob man jeden Pulsschlag dort spüren könnte. Ihr Penis ist steinhart und Sie halten es vor Geilheit kaum noch aus, wollen tief in sie hineinstoßen. Ihr wird es nicht anders ergehen. Wenn Sie nun unbedingt Einlass in ihre Schatzkiste erhalten möchten, können Sie ihn entweder unverblümt hineinstecken. Schöner, heißer und respektvoller ist es allerdings, wenn Sie ihr ein schlichtes »Ich will dich ficken« oder »Fick mich« in die Ohren säuseln. Spätestens jetzt wird auch das letzte bisschen Blut aus ihrem Körper in ihre Vagina schießen. Gratulation! Sie haben den *Point of no Return* erreicht! Ab in die nächste Runde.

3. AKT

JETZT GEHT'S ZUR SACHE

Spielchen und Stellungen für frischen Wind in der Kiste

Unsere Haut war nicht mehr unsere Grenze, wir waren nicht mehr weiblichen und männlichen Geschlechts, wir fühlten uns außerhalb unserer Körper, etwas oberhalb vielmehr, und schwebten irgendwie, Seele an Seele, in einer undeutlichen Zeitdimension.

BENOÎTE GROULT: *SALZ AUF UNSERER HAUT*

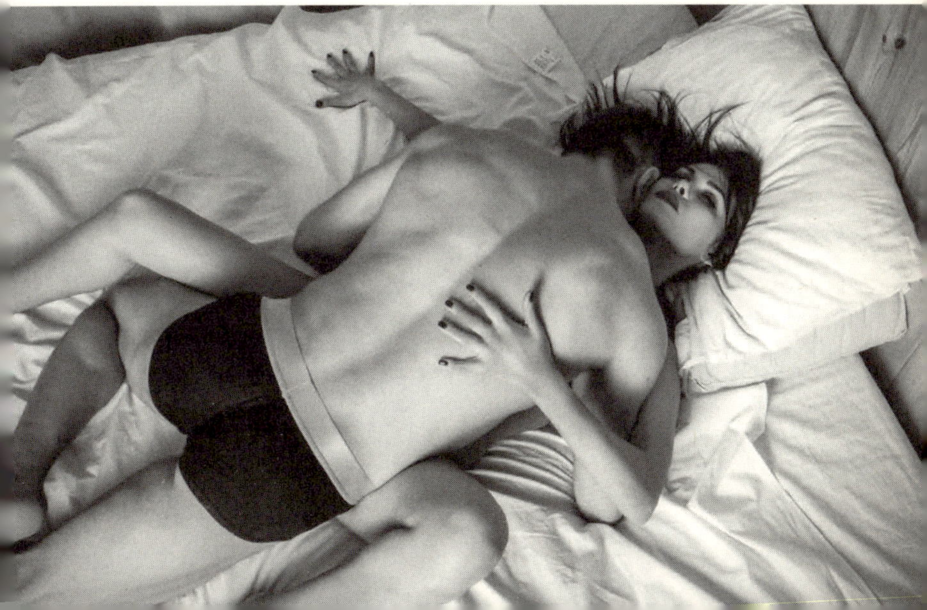

Im dritten Akt ist die Stimmung am Kochen und man gibt sich völlig der Ekstase hin: Blümchensex, Dirty Talk, Fesselspiele, Fetisch, Rollenspiele … Alles kann, nichts muss! Ein Blick über den Tellerrand hat noch nie geschadet, weshalb Sie ruhig hier und da einen Schritt auf neues Terrain wagen können. Das bedeutet nicht, dass Sie sich gleich in einen Darkroom begeben oder ihr einen Knebel anlegen müssen, aber sich über die breite Palette an verführerischen Möglichkeiten zu informieren kann durchaus erhellend sein. Wer weiß, vielleicht entdecken Sie auf den nachfolgenden Seiten ja etwas, das Ihr Herz höherschlagen lässt?!

Wenn es ein bisschen wilder wird und Sie oder Ihre Liebste die eine oder andere Schramme davontragen, weil Sie vor lauter Aneinanderreiben vom Bett geflogen sind oder sich vom wilden Herumgetolle so viele blaue Flecken geholt haben, dass Sie sie nicht mehr zählen können, ist das auch in Ordnung. Reiben Sie sich wie die Tiere aneinander, lecken Sie sich gegenseitig ab, graben Sie Ihre Finger ins Fleisch und küssen Sie sich leidenschaftlich dabei. Genießen Sie Ihre stürmische Sinnlichkeit.

Halten Sie sich mit Stöhnen nicht zurück und verschieben Sie ruhig die Schlafzimmermöbel im Eifer des Gefechts mit der Kraft Ihrer Lenden. Pfeifen Sie darauf, was die Nachbarn denken! Es geht nur um Sie, Ihre Partnerin und um Ihr gemeinsames erotisches Spiel. Legen Sie sich ins Zeug und katapultieren Sie sich gegenseitig in die verführerische Welt der absoluten Lust und Hingabe.

Dirty Talk

Optische Reize bringen ihre schmutzigen Gedanken zweifellos zum Keimen. Aber Sex ist eine Angelegenheit, die alle Sinne involviert. Darunter auch das Hören. Bringen Sie es unbedingt mit ins Spiel und hauchen Sie ihr verschiedenste Dinge ins Ohr, während

Sie es tun – übrigens am besten ins linke, von hier geht es nämlich direkt in ihre emotionale Hirnhälfte. *Dirty Talk* ist ein ungeheuer wirksames Mittel, um sich auf Touren zu bringen. Zu Beginn mögen Sie sich dabei vielleicht etwas seltsam fühlen, aber nach den ersten Sätzen legt sich das. Nur texten Sie sie nicht pausenlos zu wie eine Hörspielkassette. Es gilt: Maße statt Masse.

Die beherzte Fick-Beichte hatten wir bereits. Aber wie sieht es mit anderen Schweinereien aus? Sie müssen nicht unbedingt die Oberdrecksau mimen, da die Bandbreite an Schattierungen beim *Dirty Talk* sehr breit ist. Sie können den liebevollen Bewunderer ebenso wie den dominanten und verruchten Gefährten abgeben. Auch hier gilt: Seien Sie authentisch. Flüstern Sie ihr zu, was in Ihnen vorgeht – oder schreien Sie es laut hinaus!

So funktioniert Dirty Talk

Wichtig ist auch hier die Abwechslung. Wenn Sie ihr hundertmal hintereinander »Ich fick dich, du dreckige Hure« um die Ohren hauen, verliert das schnell an Reiz und nützt sich ab. Schulen Sie also Ihren erotischen Sprachschatz. Synonyme sind hier der Schlüssel zum Glück.

Befehle wie »Reit mich schneller« sind gut und durchaus sinnvoll, allerdings kann es auch spannend sein, wenn Sie Ihre Herzensdame auf eine sinnliche Expedition schicken. Führen Sie sie und geben Sie ihr konkrete Anleitungen. Schicken Sie sie von Ihren Ohren über Ihren Nacken zu Ihrem Schoß, Ihren Fersen und wieder zurück und sagen Sie genau, was Sie dort von ihr möchten.

Auch können Sie ihr den Zugang zu fantastischen Welten gewähren. Teilen Sie ihr mit, wo Sie es in Ihren Gedanken gerade treiben, was sie trägt, wo Sie sie berühren und warum. Lassen Sie Ihrer Kreativität freien Lauf und schenken Sie Ihrem Liebling Bilderwelten, die sie beflügeln.

Jede Frau möchte auch gerne verbal gestreichelt werden. Loben Sie sie deshalb auch hin und wieder. Das können Sie liebevoll oder auch schmutzig machen.

Spielen Sie mit Ihrer Stimme. Es ist auch für Sie besonders lustvoll, wenn Sie beim Ausatmen die Stimme etwas senken. Der Liebesakt ist pures Drama. Hauchen Sie Ihrer Stimme auch Dramatik ein und untermalen Sie Ihre Worte mit Seufzern. Machen Sie auch immer wieder eine Pause in den Sätzen. Das funktioniert in etwa so: »Lecke meine Eier…« – *dramatische Pause* –, »so fest du kannst.«

Kleine Dirty-Talk-Fibel

Wenn Sie absoluter Einsteiger in Sachen Dirty Talk sind und nicht genau wissen, wie Sie das Ganze anstellen sollen, können Ihnen die nachfolgenden Anregungen garantiert behilflich sein.

Lobgesänge: Hier können Sie alles sagen, was ihr Ego streichelt. Folgende Aussagen sind immer willkommen: »Das fühlt sich so gut an«, »Ich liebe deine schöne Muschi«, »Du bist so sensationell feucht«, »Du machst mich wahnsinnig!«, »Das war so unfassbar gut!«

Aufforderungen: Aufforderungen sind immer gut. Es wäre ein Wunder, wenn sie nicht darauf eingeht. Beispiele sind: »Stell mit mir an, was du willst!«, »Fass mich hier an!«, »Dreh dich um!«, »Spreiz deine Beine!«

Beschreibendes: Versuchen Sie, auf sinnliche und lüsterne Art und Weise das anzukündigen, was Sie mit ihr vorhaben. Aber versprechen Sie dabei nichts, was Sie nicht auch einhalten werden. »Ich wandere jetzt nach unten und werde deine Kleine lecken, bis du so feucht bist, dass es dir aus der Spalte rinnt« oder »Ich drehe dich jetzt um und werde dich von hinten nehmen!«

Fantasiereisen: Hier lassen Sie sie alles über Ihre sexuellen Fantasien wissen. »Wie wäre es, wenn ich dir morgen bei der Arbeit einen Besuch abstatte und wir es auf deinem Schreibtisch tun?« wäre ein Beispiel hierfür.

Heiße Filmchen

Pornos sind nichts Neues und stehen auch garantiert nicht unter dem Stern von gutem Sex. Das dürfte Ihnen als Mann sicher klar sein. Im wahren Leben haben Frauen meistens keinen Spaß dabei, wenn ihnen der Mann den Penis so tief in den Rachen hineinschiebt, dass sie würgen müssen. Bedenken Sie das deshalb bei Ihrem nächsten *Tête-à-tête*. Zweifellos können sie aber die Fantasie mächtig anheizen – egal, ob beim Solosex oder zu zweit.

Die Bandbreite an Kategorien ist riesig. MILF, Cougar, Old & Young, Cumshot, Bondage, Brutal, Asian, Latinas usw. stehen je nach Gusto zur Verfügung. Allerdings dauert es ewig, bis man sich durch die ganzen Filme geklickt und endlich etwas Taugliches gefunden hat, das die momentane Fantasie erfüllt. Warum? Weil das Vorschaubild meistens erregender als der Rest des Filmchens ist. Das bedeutet, man klickt sich wie ein Wahnsinniger von Clip zu Clip, und ehe man sich versieht, ist eine Stunde herum. Außerdem sind die Fünf-bis-zehn-Minuten-Clips einfach viel zu kurz und kommen nicht immer auf den Punkt. Darüber hinaus sind die Filme häufig verpixelt, müssen teilweise ewig buffern und beim Vorspulen sieht man nicht, was man überspringt. Und zu zweit macht das dann noch weniger Spaß als alleine, es kann sogar der Lust den Wind aus den Segeln nehmen. Abgesehen davon, lauern im Internet jede Menge Viren. Fazit: Internet ist einfach keine Dauerlösung! Ich empfehle Ihnen deshalb den guten alten Gang in die Videothek oder in die Videoabteilung eines Sexshops. Klingt altbacken, ist es auch, macht aber wirklich mehr Sinn.

Oder Sie drehen Ihren eigenen sexy Streifen – entweder alleine und servieren Ihrem Schatz damit einen leckeren Appetithappen oder sie setzen sich gemeinsam in Szene, lassen das Band beim nächsten Mal laufen und lassen sich davon noch mehr auf Trab bringen.

Kamera läuft

Nennen Sie mir einen Mann, der nicht durchdreht, wenn ihm seine Angebetete ein heißes Filmchen oder ein Bild von sich schickt. Sie haben sicherlich auch eine Schwäche dafür! Allerdings sind auch manche Frauen keine Kostverächter und einige von ihnen mögen es anzusehen, wie sich ihr Herzensmann lustvoll beim Gedanken an sie einen herunterholt! Kennen Sie Ihre Liebste? Wenn sie darauf steht, können Sie ihr ab und an ein Schmankerl schicken. Wenn sie es nicht mag, lassen Sie es lieber bleiben.

Nun kann man sich blindlings mit dem Smartphone filmen oder die Kameraeinstellung so handhaben, dass man sieht, was der Schatz später zu sehen bekommt. Kleiner Tipp: Machen Sie Letzteres! Die Ergebnisse sind einfach besser. Wenn man es sich aber beherzt selbst machen möchte und dabei alle Hände frei haben will, sollte die Kamera auf einem Tischchen oder einem Stuhl in passender Höhe installiert werden. Ein Buch als Stütze kann hier hilfreich sein.

Und dann geht es auch schon zur Sache. Versuchen Sie das Chaos im Hintergrund etwas zu begrenzen und schieben Sie eventuelle Wäscheberge oder Zeitschriften zur Seite. Legen Sie sich dann entspannt zurück und packen Sie es an – lasziv oder zurückhaltend, ganz wie Sie wollen. Aber seien Sie immer eines: authentisch!

Massageöl setzt Ihren Penis und Ihre Hoden wunderbar in Szene und lässt sie schön schimmern. Der Anblick ist sehr sinnlich, sodass wir uns am liebsten gleich daraufsetzen würden oder den Schaft tief in den Mund nehmen möchten. Sie können zwischendrin auch gerne einmal sagen, wie sehr Sie Ihre Liebste gerade spüren möchten und an welche Hotspots ihres Körpers Sie gerade denken.

Sie können sich ruhig Zeit dabei lassen, denn im Nachhinein kann man das sexy Tape wunderbar schneiden – dafür müssen Sie es allerdings auf Ihren Rechner spielen und sich ein entsprechendes Programm besorgen. Zwar verfügt auch WhatsApp über eine entsprechende Funktion. In Anbetracht des heiklen Materials und aus Sorge um den Datenschutz würde ich davon allerdings eher abraten.

Achtung: Bei Frauen besteht wie auch bei Männern hohes Suchtpotenzial, was solche Aufnahmen betrifft. Machen Sie sich gefasst darauf, dass sie regelmäßig um ein neues Tape betteln wird!

Und wenn Sie Ihren gemeinsamen Spaß festhalten möchten, gibt es zwei Möglichkeiten: Entweder Sie platzieren die Kamera ebenfalls an einer festen Stelle (z.B. Fensterbank, Stativ o.Ä.) oder sie filmen den Sex aus ihrem oder Ihrem Blickwinkel. Beides ist scharf!

Rollenspiele

Männer wie Frauen träumen ab und zu einmal von Sex mit einer fremden Person. Daran ist nichts Verwerfliches. Es sind schließlich Fantasien. Rollenspiele können dieses Bedürfnis stillen, wenn man sich darauf einlässt und sie gekonnt ausführt. Das sexy Laienspiel funktioniert allerdings nur, wenn zwischen den Partnern großes Vertrauen herrscht. Mit einer neuen Eroberung wird man wahrscheinlich nicht gleich die Professor-Schülerin-Nummer durchziehen wollen.

Rollenspiele werden grundsätzlich vorher abgesprochen. Trotzdem mag es am Anfang vielen irgendwie seltsam erschienen, vor dem Schatz im Pilotenkostüm oder in der Polizistenuniform zu stehen und laszive Spielchen zu treiben. Aber wie auch sonst in Sachen Sex gilt: Lachen ist erlaubt! Abgesehen davon, müssen Sie ja auch nicht gleich von null auf hundert gehen. Beginnen Sie beide einfach mit einer leichteren Variante. Man muss auch nicht immer an den Klassikern wie hemmungslose Sekretärin und williger Chef, erotischer Fensterputzer und Dame des Hauses oder Edelhure und Geschäftsmann festhalten – gerne dürfen dabei die Rollen auch vertauscht werden. Das heißt, die Edelhure wird zur Geschäftsfrau und er mimt den unwiderstehlichen Gigolo. Entwickeln Sie eigene Geschichten, eigene Rollen. Was sind Ihre wilden Fantasien? Leben Sie sie aus und Vorhang auf für Ihre Bühnenshow.

So funktioniert es mit den Rollenspielen

Stimmen Sie sich mit einem heißen Filmchen ein. Das kann ein Porno oder ein softer Erotikfilm sein.

Inspirationen geben die vielen Rubriken auf Pornoseiten. Da ist alles dabei von Schulmädchen mit Professor bis hin zur Nonne mit dem Priester. Aber auch weitaus exotischere Kategorien können Sie hier finden.

Sprechen Sie mit Ihrer Partnerin über die gemeinsamen Fantasien. So lässt sich sicher eine gute Besetzung finden.

Besorgen Sie alle nötigen Requisiten – von der Gerte zum Werkzeugkasten. Das macht die Bühnenshow noch prickelnder.

Machen Sie ein Codewort aus, falls es bei Ihrem Spielchen etwas ruppiger zur Sache geht. So können Sie die Nummer unterbrechen, wenn es Ihnen zu viel des Guten wird.

Kleine Rollenspiel-Fibel

Wie gesagt, verkörpern Rollenspiele die individuelle Fantasie der Beteiligten. Falls Sie hier noch ein wenig im Dunklen tappen, können Ihnen diese Klassiker der Rollenspiele vielleicht als Inspiration dienen. Natürlich können die Rollen dabei beliebig verteilt werden. Sie kann zur lasziven Krankenschwester mutieren oder er zum fürsorglichen Arzt usw.

Wenn der Handwerker zweimal klingelt: Der begehrenswerte Handwerker klingelt an der Haustüre. In der Wohnung scheint es warm zu sein, weil er sich kurz nach dem Eintreten das Hemd aufknöpft und die Ärmel heraufkrempelt. Er fragt, wo die Leitung denn lecke, und lässt sich von der Dame des Hauses den Abfluss unter der Spüle zeigen. Vielleicht blitzt dabei sogar ihr Höschen unter dem knappen Kimono heraus, den sie trägt. Er packt sie am Hinterteil, dreht sie um und zeigt ihr, wie Rohre aussehen, die nicht defekt sind.

Setzen, Sex: Wie bitte, sie hat ihre Hausaufgaben nicht gemacht? Eine schlechte Note alleine reicht da nicht aus. Das muss geahndet werden, am besten indem man ihr den Po versohlt. Natürlich ist ihr Faltenröckchen extrem knapp, und siehe da, sie trägt keine Unterwäsche! Ein Grund mehr, sie zu züchtigen. Eine mündliche Prüfung sollte danach auch noch folgen.

Bitte gründlich putzen: Es ist Samstag und der Wochenendputz steht an? Das ist die Gelegenheit! Er zieht sein Oberteil aus und putzt die Balkontüren, während sie auf dem Sofa liegt und dabei zusieht, wie sich mit jeder Bewegung die Muskeln an- und wieder entspannen. Vielleicht kommt er ja sogar ins Schwitzen dabei und die Dame des Hauses muss dem scharfen Fensterputzer ein Getränk zur Abkühlung reichen. Dabei streift sie zufällig seine Brust mit ihren Händen und die Sauerei findet ihren Anfang! Natürlich kann auch der Herr des Hauses im Morgenmantel auf dem Sofa liegen und dem »Dienstmädchen« dabei zusehen, wie sie den Haushalt erledigt. Beispielsweise trägt sie dabei heiße Wäsche oder ein knappes Dienstmädchenkostüm und bückt sich während des Reinemachens immer schön tief – besonders beim Saugen. Ach, und zufällig muss noch das

Bild abgestaubt werden, das über dem Sofa hängt, auf dem er sitzt. Nun presst sie ihm dabei ihre Brüste oder ihre Süße ins Gesicht. Da werden Sie garantiert nicht mehr stillhalten können! Aber seien Sie sich darüber im Klaren, dass das mit der reinen Wohnung dieses Wochenende nichts wird. Es wird sehr schmutzig zugehen!

Fräulein, kommen Sie bitte in mein Büro: Er hat am Schreibtisch Platz genommen und bittet die schüchterne »Sekretärin« zum Gespräch, weil sie ihre Arbeit wieder nicht richtig gemacht hat. Sie wackelt mit ihren hohen Hacken und dem engen Bleistiftrock in den Raum, bittet ihn um Verzeihung und fragt völlig unschuldig, was sie denn tun könne, um das wiedergutzumachen. Darauf hat der Boss sicherlich die richtige Antwort parat!

Oder Sie versuchen es mit einer anderen Variante. Hier ist der Chef der Sekretärin ergeben, die ihm lasziv die Post rüberschiebt und dabei Einblicke in ihr Dekolleté gewährt. Dabei rutscht ihr Rock vielleicht auch etwas nach oben und die halterlosen Strümpfe blitzen heraus. Schließlich lässt sich der Boss von seiner verruchten Sekretärin verführen, die genau weiß, was sie von ihm will.

Wenn der Arzt kommt: Sie liegt im Bett und hat einen leichten Schnupfen? Dann sollten Sie das zum Anlass nehmen, um den sexy Arzt zu spielen, der sich hingebungsvoll um das Wohl seiner Patientin sorgt. Sicherlich muss nach der Leibesvisitation auch ihr Fieber gemessen werden. Aber das wird mit der Zunge erledigt – entweder auf der Stirn oder im Nacken, zwischen den Beinen und an anderen erogenen Zonen. Oder der Arzt persönlich verabreicht der schwachen Patientin einen warmen Tee. Und huch, da hat der ungeschickte Arzt versehentlich das warme Nass zwischen ihre Brüste gekleckert und muss es sorgfältig auflecken.

Natürlich geht das auch andersherum und die Liebste kann die erotische Krankenschwester mimen. Dann könnte sie einen kurzen

Kittel (gerne auch aus Latex) tragen, und die oberste Knopfreihe kann ruhig weit offen gelassen werden, damit Sie einen Blick auf ihre Brüste erhaschen können.

Zu Ihren Diensten: Er mimt den heißen Callboy, den sie im schicken Abendoutfit an der Hotelbar trifft und sich während einer Geschäftsreise gönnt. Oder sie spielt die Edelhure und Sie sind der Freier – ganz wie Sie wollen! Sie flirten miteinander, was das Zeug hält. Die Erwartungen an den Abend werden mitgeteilt und das Honorar wird in einem dezenten Umschlag über den Tisch geschoben, bevor es zum nächsten Schritt kommt. Das Zimmer ist natürlich bereits reserviert und der Champagner steht dort auch schon kalt.

Fesselspiele

Erotische Fesselspiele sind auch unter der Bezeichnung »Bondage« bekannt. Dabei wird die Bewegungsfreiheit eines Partners durch Seile, Handschellen oder Bondage-Klebebänder (siehe S. 89) extrem eingeschränkt.

Bondage ist eine besondere Art der Hingabe an den aktiven Part. Der Untergebene genießt die Führung des Partners und all das, was dieser mit ihm anstellt. Ob Sie oder Ihre Partnerin die aktive Rolle einnehmen, liegt dabei ganz bei Ihnen: Entweder ergreifen Sie selbst die Initiative oder lassen sich von Ihrem Schatz fesseln.

So funktioniert Bondage

Zuallererst ist wichtig, dass Sie sich Folgendes klarmachen: Bondage hat nichts mit Verängstigung zu tun. Auch das Zufügen von Schmerz ist nicht das Ziel. Vertrauen ist absolute Voraussetzung für diese Art des Liebesspiels. Klären Sie deshalb vorab mit Ihrer Partnerin, wie weit Sie gehen möchten. Und machen Sie eine Art Codewort aus, wenn es einem von ihnen zu viel wird. Fangen Sie langsam an und tasten Sie sich Schritt für Schritt nach vorne. Für Einsteiger empfehlen sich Seidentücher, sie fühlen sich angenehmer an und sind eine softe Bondage-Variante. Wer einen Schritt weiter gehen möchte, kann zu Handschellen oder einem Seil greifen. Mit einem ausreichend langen Seil lassen sich Gliedmaßen hervorragend zusammenschnüren, um die Bewegungsfreiheit des Partners stark einzuschränken.

Generell können beim Bondage alle Körperteile je nach Belieben gefesselt werden. Man kann seine Partnerin am Bett mit Handschellen festschnallen, die Ober- und Unterschenkel mit einem großen Tuch, Folie oder Bändern zusammenbinden oder Brüste und Arme miteinander verschnüren. Aber auch das Fixieren der Arme am Rücken oder das Zusammenbinden der Füße kann reizvoll sein. Zur Krönung können die Gliedmaßen mit einem weiteren Seil oder Band hinter dem Körper zusammengebunden werden. Wie gesagt, lassen Sie Ihrer Fantasie freien Lauf, aber achten Sie auch auf Sicherheit. Das heißt: Übertreiben Sie es nicht mit den Fesseln und schnüren Sie diese vor allem nicht zu fest.

Vertauschen Sie auch einmal die Rollen und steigern Sie die prickelnde Atmosphäre durch *Dirty Talking* (siehe S.104). Zusätzlich kann der Untergebene an empfindlichen Stellen mit Berührungen verwöhnt werden. Vibratoren und andere Toys können zu diesem Zweck hervorragend eingesetzt werden. Bringt die Vorstellung, dass Ihre Liebste Sie gefesselt auf dem Bett verweilen lässt, Ihre empfindlichen Stellen küsst und Ihren Penis verwöhnt, Sie nicht zum Dahinschmelzen? Oder wie wäre es damit, wenn Sie sie mit einem Seil fesseln, jeden Zentimeter ihrer Haut liebkosen, sie sanft mit einer Feder kitzeln und sie gekonnt mit ihrer Zunge zwischen den Schenkeln bedenken, während sie nicht in der Lage ist, sich zu bewegen? Weil beides für beide Partner absolut reizvoll ist, sollten Sie die Rollen auch immer wieder vertauschen!

Kommunikation ist wichtig

Besonders Einsteiger gehen völlig unbedarft an die Sache heran und schnüren beispielsweise die Arme oder Beine der Partnerin zu sehr ein, was zu unangenehmen Taubheitsgefühlen führen und gesundheitliche Schäden hervorrufen kann.

Da man dem Gegenüber bei diesem Liebesspiel völlig ausgeliefert ist, spielt die Kommunikation eine wichtige Rolle. Ein »Safewort«, das eingesetzt wird, sobald es der Liebsten zu hart wird, ist auf jeden Fall sinnvoll. Es signalisiert dem dominanten Part, dass er seine Handlungen sofort abbrechen soll. Hören Sie auf Ihre Herzensdame!

Fetisch

»Ich habe einen Stuhl-Fetisch« oder ähnliche Formulierungen haben sich inzwischen in unseren Sprachschatz eingenistet. Allerdings ist dabei die tatsächliche Bedeutung von »Fetisch« hopsgegangen. Denn im eigentlichen Sinne ist Fetisch eine Form der Sexualität, die sich auf bestimmte Körperteile (z.B. Fußfetisch), Gegenstände oder Materialien (z.B. getragene Schuhe oder Latex) sowie Örtlichkeiten (z.B. öffentliche Toiletten) bezieht. Die sexuelle Erregung ist dabei nicht an eine Person geknüpft. Wenn Sie es also mit einer Frau zu tun haben, die beispielsweise einen ausgeprägten Tattoo-Fetisch hat, steht sie eben einfach hauptsächlich auf Ihre Tattoos und muss nicht zwangsweise auch von Ihrer Person angezogen sein. Das kann so weit gehen, dass Lust nur in Verbindung mit der jeweiligen Vorliebe entsteht, allerdings ist das eher selten der Fall. Meistens sind Fetische lediglich Teil der alltäglichen Sexualität und werden somit nur in sie eingebunden, weil sie die Stimulation erhöhen und einen sexuellen Mehrwert darstellen. Im Grunde hat jeder einen speziellen Fetisch, dabei sind manche nur etwas exotischer und ausgeprägter als andere.

Wie entstehen Fetische

Sexuelle Vorlieben und damit auch Fetische werden bereits in der Kindheit durch einschneidende Erlebnisse festgelegt und erweitern sich im weiteren Lebensverlauf. Dabei können neue Präferenzen ältere in den Schatten drängen, existent bleiben die früheren jedoch immer.

Neigt jemand dazu, verschiedene Objekte sexuell zu besetzen, wird sich dies durch sein ganzes Leben hindurchziehen. Allerdings kann sich der Drang danach wandeln. Das bedeutet, wenn klein Lisa die Berührung von Gummihandschuhen als angenehm empfunden hat, wird die erwachsene Lisa garantiert weiterhin ihre Freude an diesem Material haben. Steht Ihre Liebhaberin also im Bett auf Latex, Lack oder Leder, liegt der Grund hierfür irgendwo in ihrer frühen Vita begraben.

Das sind die häufigsten Fetische

Die Welt des Fetischs ist grenzenlos. Einfach alles kann sexuell besetzt sein: Autos, Leder, Schuhe, Haare, Blumen usw. Es gibt einige Präferenzen, die ganz oben auf der Beliebtheitsskala rangieren. Allerdings kann man sie nicht in männliche und weibliche Vorlieben unterteilen, denn allgemeine Aussagen über spezifische Frauen- oder Männerfetische gibt es nicht.

Körperteile: Bei den Körperteilen rangieren die Füße entgegengesetzt der üblichen Annahme nicht auf Platz eins. Vielmehr verfallen die meisten einem Fetisch für Genitalien, Brüste und Po.

Körperschmuck und Bodyart: Tattoos sind nicht nur eine Art, den Körper zu »veredeln«, sondern können auch durchaus ein Fetisch sein. Gleiches gilt für Brandings und Piercings. Besonders beliebt sind vor allem Zungen-, Intim- und Brustwarzenpiercings.

Dessous: Eine ausgeprägte Vorliebe für erotische Unterwäsche, die sich auf spezielle Unterbereiche wie Tangas, Korsagen, BHs usw. festgelegt, ist keine Seltenheit. Männer wie Frauen masturbieren dann beispielsweise mit den Wäscheteilen. Dabei werden getragene Teile oft bevorzugt.

Wie bei Latex oder Leder beschränkt sich der Fetisch nicht auf den optischen Reiz, den Dessous auslösen. Auch das Tragen und der Hautkontakt damit machen manche Frauen scharf.

Nylons, Strümpfe, Strapse und Strumpfhosen: Auch diese Bekleidung kann sexuell besetzt sein – von Frauen genauso wie von Männern. Dabei werden bestimmte Arten der Beinbekleidung favorisiert. So kann eine bestimmte Präferenz für Söckchen, unterschiedliche Strümpfe (Netzstrümpfe, Nylons usw.) vorhanden sein. Bei Frauen führt das Tragen zu einer sexuellen Stimulation. Hierbei kann einerseits der Hautkontakt mit dem Material als erregend empfunden werden, aber auch die Verschmelzung des Körpers mit den Strümpfen und das sexy Bild, das sich daraus ergibt, kann die Trägerin antörnen.

Schuhe: Besonders High Heels haben es vielen Männern, aber auch Frauen angetan. Das hat mehrere Gründe: Einerseits verleihen sie den Frauen häufig einen stöckelnden Gang, was den Jagdtrieb beim Mann weckt, und andererseits hat das Tragen der Absätze Einfluss auf die Körperhaltung. Frauen machen dann ein leichtes Hohlkreuz und der Po wirkt dadurch üppiger, runder und wird besser in Szene gesetzt. Frauen, die High Heels tragen, machen das sicherlich nicht immer für die Herrenwelt! Sie selbst fühlen sich sexy dabei und unterstreichen damit ihre Weiblichkeit. Unter Umständen kann sich aus diesem positiven Körpergefühl, das mit den Schuhen assoziiert wird, auch eine sexuelle Stimulation bei der Frau entwickeln. Natürlich stehen bei Frau und Mann auch andere Schuharten auf der Fetischliste,

Turnschuhe zum Beispiel. Häufig ist auch die Tatsache, dass es sich um getragenes Schuhwerk handelt, von Bedeutung, da dies durch den hinterbliebenen Geruch der Füße eine indirekte Verbindung zu einer Person herstellt – ähnlich wie bei getragenen Höschen.

Lack, Leder und Latex: Hierbei lösen entweder Lack, Leder oder Latex (inkl. PVC und Gummi) und Bekleidung aus diesen Materialien (z.B. Kleider, Korsagen oder Ganzkörperanzüge) sexuelle Stimulation aus. Teilweise überschneidet sich dieser Fetisch mit BDSM.

Gothic: Anhänger dieses Gebietes fokussieren sich überwiegend auf Mystisches, Außergewöhnliches, Tod und Vergänglichkeit.

BDSM: Das Kürzel steht für Bondage, Disziplin, Sadismus und Masochismus. BDSM ist sehr komplex und kann die verschiedensten Ausprägungen haben. Dreh- und Angelpunkt sind dabei stets Unterwerfung, Dominanz, Gehorsam und Erziehung.

Rollenspiele: Rollenspiele, die zusätzlich spezifische Orte integrieren, können ebenso eine Form von Fetisch sein. Dabei nehmen die Beteiligten eine andere Identität an und leben ihre Wünsche aus, die sie damit verknüpfen.

Stellungswechsel

Rein-raus, kurz umdrehen und fertig – am besten gleich nur in einer Stellung, dass man sich gar nicht mehr bemühen muss. Das ist in vielen Betten traurige Tatsache. Natürlich fährt sich jedes Paar irgendwann auf seine Lieblingsstellung ein, weil sie einfach so gut flutscht. Im Durchschnitt variieren Paare zwischen zwei bis drei Stellungen. Da bleiben dann 598 lustvolle Positionen auf der Strecke, die größtenteils Varianten der fünf Grundstellungen sind – schade eigentlich. Zu den fünf Grundstellungen zählen Frau-obenauf-, Mann-obenauf-, Seite-an-Seite-, Von-hinten-Sexpositionen sowie stehende Positionen.

Nachfolgend finden Sie einige aufregende Variationen, denn die gängigen Stellungen kennen Sie ohnehin wahrscheinlich schon bestens. Sie eignen sich gleichermaßen für Anal- sowie Vaginalverkehr. Die meisten davon stammen aus dem indischen Lehrwerk über Erotik und Liebe, dem Kamasutra (Vatsyayana Kamasutra). Es wurde 200 und 300 n. Chr. von Vatsyayana Mallanaga verfasst und hat seither nichts an Reiz eingebüßt. Lassen Sie sich inspirieren und bringen Sie neuen Schwung in Ihr Liebesleben. Egal, für welche Position Sie sich entscheiden: Tun Sie es mit Leidenschaft!

Und für die Herrenwelt vorab noch ein kleiner Tipp: Wenn Ihre Herzensdame schon so feucht und erregt ist, dass sie Ihren kleinen Freund kaum noch spürt und er auch nur noch wenig Reibung fühlt, kann man das ganz schnell ändern. Hierfür formt sie/er mit Daumen und Zeigefinger einen Ring und legt die Finger eng um seinen Penis – direkt am Scheideneingang. Dann drückt sie/er in einem gleichbleibenden Rhythmus beide Finger immer wieder zusammen – wie ein Schließmuskel. Dabei führt sie/er gleichzeitig die übrigen Finger in die Scheide ein und fingert sich zusätzlich zu seiner Penetration.

Er-obenauf-Stellungen

Die populärste Er-obenauf-Sexposition ist zweifellos die Missionarsstellung. Es gibt wohl niemanden, der sie nicht schon gemacht hat. Der Grund hierfür liegt auf der Hand: Für die Missionarsstellung braucht es weder viel Fantasie noch Geschick.

Frauen haben hier allerdings kaum Bewegungsfreiheit. Winkelt sie die Knie etwas an, kann er tiefer in sie eindringen, und wenn sie ihre Beine zusammenpresst, hat die Frau gute Chancen, dass auch ihre Klitoris etwas stimuliert wird. Männer steuern Tempo, Tiefe der Penetration und den Winkel.

Bereits durch die Änderung kleiner Details kann man viel Abwechslung in die Missionarsstellung bringen. Die Frau kann einfach je ein Bein auf Ihrer Schulter ablegen oder gleich beide auf nur einer einzigen Schulter platzieren. Besonders erotisch ist es auch, wenn sie Ihnen ihr Becken entgegenstreckt. Ist ihr das zu anstrengend, kann sie auch einfach nur ein Kissen unter ihren Po schieben oder das Becken mit ihren Fäusten stützen.

Wenn er gerne obenauf ist und sie es bevorzugt, unter ihrem Lover Platz zu nehmen, sind Schenkelklammer, achte Position oder die Krebsstellung sicherlich eine willkommene Abwechslung für beide.

DIE SCHENKELKLAMMER

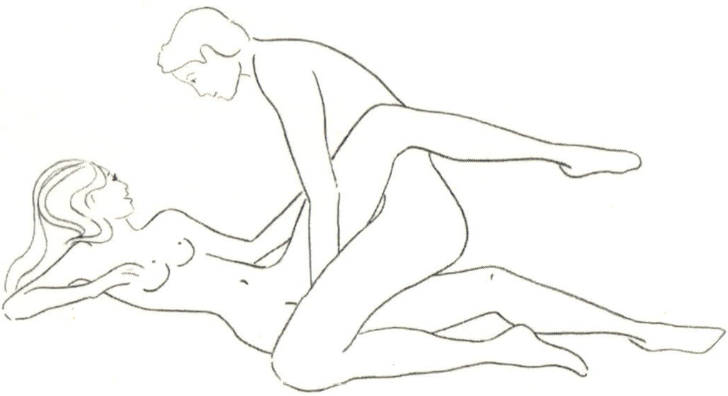

Diese Stellung ermöglicht es der Frau, die Bewegungen des Mannes sowie den Takt des Liebesspiels durch ihr angewinkeltes Bein, das sich seitlich um die Lende des Liebsten schlingt, zu beeinflussen. Außerdem kann sie problemlos ihr Becken auf und ab oder kreisend bewegen. Je mehr der obere Schenkel der Frau Richtung Oberkörper ausgerichtet ist, desto tiefer kann der Partner in sie eindringen. Darüber hinaus kann die Klitoris wunderbar mit der Hand stimuliert werden.

Der Mann stößt außerdem nicht wie sonst üblich in die feuchte Vagina der Frau, sondern seine Beckenbewegungen sind mäßig und sachte. Er schaukelt seine Liebste im Grunde lediglich hin und her. Es ist eine sehr sinnliche und liebevolle Stellung.

DIE ACHTE POSITION

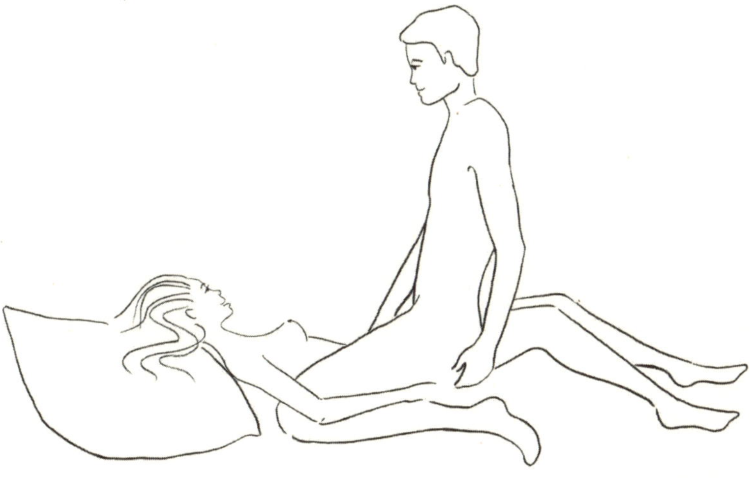

Die achte Position ist eine wirkliche Wonne und, wenn man es ganz genau nimmt, eine Art Rollentausch. Warum? Weil er sie reitet und rittlings auf ihr sitzt. Sie liegt dabei auf dem Rücken und hält ihre Beine geschlossen. Die Stellung dient weniger der Penetration, da diese nur bedingt möglich ist. Vielmehr reibt der Mann seine empfindliche Eichel an ihrer Klitoris und an Teilen der Vulva. Er kann dabei zusätzlich ihre Brüste kneten und sie kann seinen Hintern greifen oder ihm den Rücken streicheln.

Wenn die Lust nicht mehr zu bändigen ist und beide komplett angeheizt sind, muss die Frau nur ihre Beine spreizen, indem sie die Kniekehlen anhebt und es geht ein Geschoss tiefer, nämlich in die Vagina.

KREBSSTELLUNG

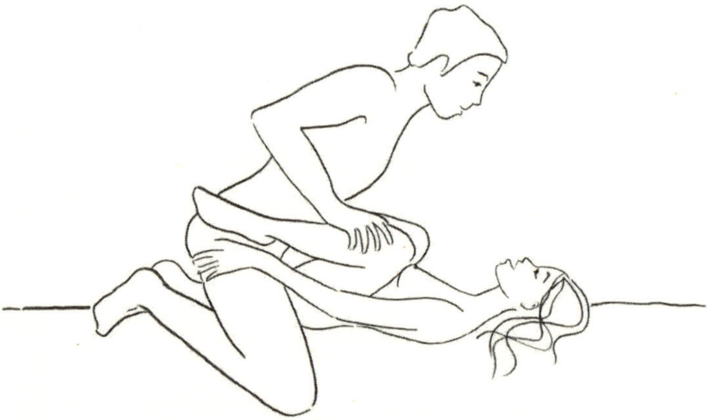

Sie treiben es am liebsten gefühlvoll oder doch hart? Kein Problem, bei der Krebsstellung können Sie beides!

Wie bei der Missionarsstellung steuert er hier das Geschehen. Er kontrolliert Tempo und Tiefe seiner Stöße. Sie liegt auf dem Rücken und zieht die Knie in Richtung ihres Kopfes – so weit wie möglich. Dabei kann die Frau zusätzlich ihre Klitoris verwöhnen.

Sie-obenauf-Stellungen

Ein verruchter Ritt auf dem Liebeshengst kann herrlich sein. Meistens setzt sich die Frau dabei auf den Mann, der auf dem Rücken liegt, winkelt die Beine an und bewegt sich auf und ab oder vor und zurück. Häufig bevorzugen Männer Ersteres.

Die Verführerin kann sich dabei nach vorne beugen oder ihm ihre ganze Pracht demonstrieren und ihn lüstern reiten. Der Vorteil dieser Stellung liegt für Frauen vor allem darin, dass sie Tiefe und Tempo der Penetration steuern können – sofern sie nicht nur eine starre Hockposition einnehmen und er sie von unten nimmt. Darüber hinaus bietet diese Position unfassbar viele Variationsmöglichkeiten. Wippe, Lotossitz sowie Ziege und der Baum sind nur eine kleine Auswahl dessen, was möglich ist – auch ohne akrobatische Verrenkungen.

Und noch ein Tipp: Legen Sie Ihre flache Hand auf ihren Bauch, während sie auf Ihnen reitet, und üben Sie einen leichten Druck aus. Das erhöht die Stimulation beider Partner.

DIE WIPPE

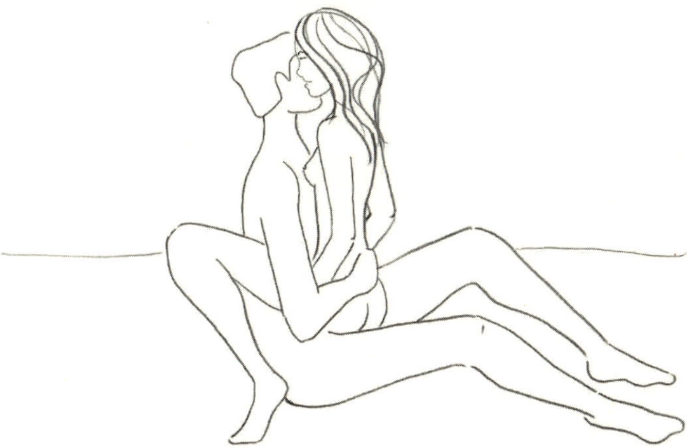

Diese verführerische Stellung ist eine Modifizierung der Reiterstellung und zählt zu den Frau-obenauf-Positionen. Dabei sitzt der Mann und winkelt ein Bein an, während er das andere ausstreckt. In dieser Position kann er das Gleichgewicht besser halten, wenn sie ihr Becken lustvoll an ihm reibt. Seine Hände können ihren Po kneten oder ihren Rücken entlangstreichen, sich in die Schultern graben – was auch immer Freude bereitet.

Die Frau sitzt auf ihm und bedeckt seinen Schoß mit dem ihren. Die Beine positioniert sie seitlich seines Oberkörpers, so kann er besonders tief eindringen.

Die Wippe ist wunderbar, da sich einerseits beide tief in die Augen schauen und verrucht küssen können. Und lehnt sich ihre Partnerin zurück, haben Sie ihre prallen Brüste genau auf Augenhöhe – was für eine Augenweide!

DER LOTOSSITZ

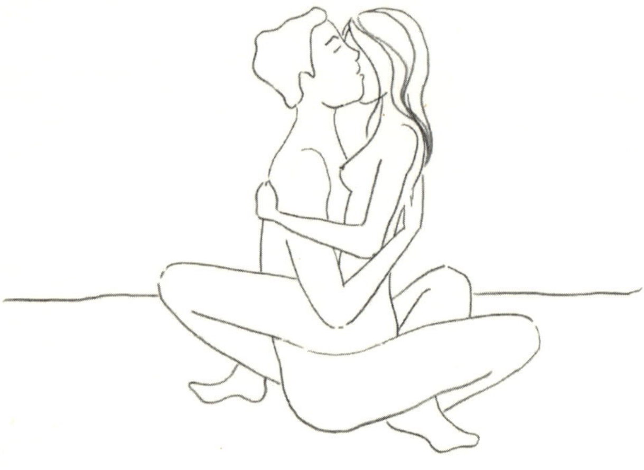

Ähnlich wie bei der Wippe sitzt die Frau auf ihm. Der Unterschied ist jedoch, dass beide den Lotossitz einnehmen. Das bedeutet, man schlingt die Beine um den Partner – ein schlichter Schneidersitz genügt hier allerdings auch. Man kann aber auch eine Mischung aus Wippe und Lotossitz ausführen, indem der Mann die Beine wie gehabt ausstreckt oder leicht anwinkelt und die Frau ihre Beine um ihn herum verknotet. Wie auch immer Sie das Ganze anstellen: Der Mann genießt in jedem Fall die kreisenden Beckenbewegungen seiner Angebeteten in vollen Zügen und lässt sich von ihr verwöhnen.

DIE ZIEGE UND DER BAUM

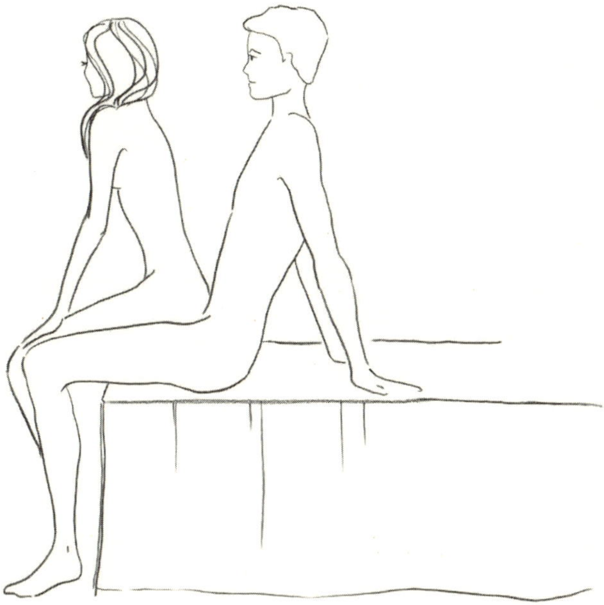

Ein kleiner Quickie gefällig? Wenn Sie es kurz zwischendrin treiben möchten, keine Zeit zum Ausziehen ist und ihre Liebste einen Rock trägt, den man einfach nach oben schieben kann, werden Sie gerne Ziege und Baum spielen!

Hierfür sitzt der Mann entweder auf einem Stuhl oder der Bettkante und die Frau setzt sich auf ihn. Dabei wendet sie ihrem Liebsten den Rücken zu und reitet ihn lustvoll. Er kann dann ihre Taille mit den Händen umgreifen und ihr den Rhythmus vorgeben. Und wenn er es besonders gut meint, macht er sich an ihrer Klitoris zu schaffen.

Seite-an-Seite-Stellungen

Seite-an-Seite-Stellungen sind besonders romantisch und gefühlvoll. Besonders beim frühmorgendlichen Sex kurz nach dem Aufwachen, wenn man noch halb am Träumen ist und die Augen noch kaum öffnen kann, sind sie eine wahre Wonne. Die Körper sind eng aneinandergeschmiegt und man verschmilzt miteinander zu einem großen Ganzen. Nicht ohne Grund heißt eine dieser Stellungen Yin und Yang. Aber auch beim Bogenspannen oder dem Lotos, der die Blüten öffnet, ist jede Menge Sinnlichkeit im Spiel.

YIN UND YANG

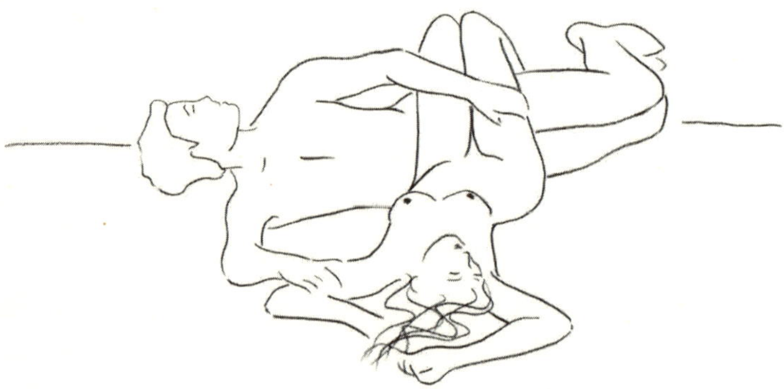

Yin und Yang sind zwei gegensätzliche Pole, die sich stets im Wechselspiel miteinander befinden. Dabei ergänzen sie sich und nähren sich gegenseitig. Genauso verhält es sich bei dieser Stellung. Keiner ist besonders aktiv, man lässt die Vereinigung geschehen und spürt den Partner. Die Frau spannt ihre Beckenbodenmuskulatur immer wieder an und der Mann bewegt sein Becken nur ganz leicht. Er liegt auf der Seite und die Frau positioniert sich im 90-Grad-Winkel zu ihm auf dem Rücken liegend. Ihre Beine legt sie über seiner Hüfte ab. Wenn er dem Reiz ihrer steifen Nippel nicht widerstehen kann, kann er sich leicht nach vorn zu ihnen beugen und sie nach allen Regeln der Kunst liebkosen.

DER LOTOS ÖFFNET DIE BLÜTENBLÄTTER

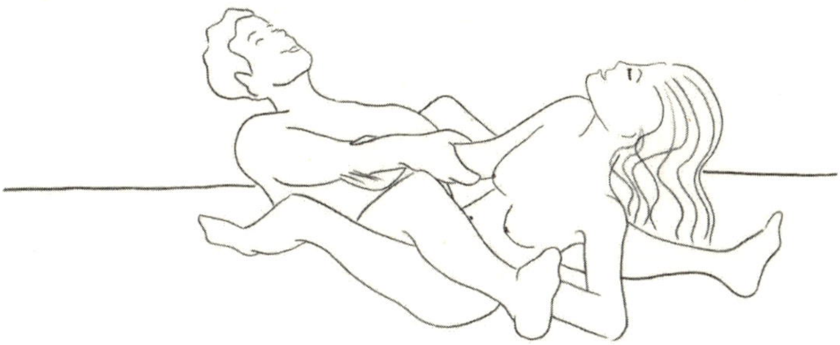

Diese Stellung ist ebenfalls eine sehr sanft Art, sich zu lieben. Dabei sitzt der Mann und streckt das linke Bein aus, während er das rechte leicht anwinkelt. Die Frau nimmt gegenüber von ihrem Liebsten Platz, legt ihr rechtes Bein über sein linkes und positioniert ihr linkes Bein unter seinem angewinkelten rechten Bein. Dann halten sich beide gegenseitig an einem Arm fest, während sie sich zurückfallen lassen und sich mit dem äußeren angewinkelten Arm oder dem Ellenbogen stützen.

Der Lotos, der seine Blütenblätter öffnet, ist eine Position, die mit etwas Übung ein absoluter Hochgenuss ist. Die Stöße des Mannes sind hier nur sehr verhalten. Die Frau sollte ihren Vaginalmuskel aktivieren, das stimuliert einerseits beide Partner ungemein, andererseits kann so der Penis auch nicht so leicht hinausgleiten.

DEN BOGEN SPANNEN

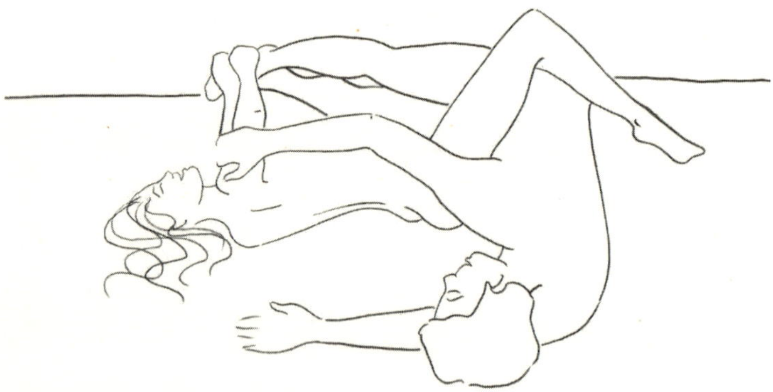

Sie haben hier zwar keinen Blickkontakt, aber das kann auch sehr reizvoll sein. Um den Bogen zu spannen, positioniert sich die Frau auf der Seite im rechten Winkel liegend vor ihm. Er legt sich seitlich zwischen ihre Beine und hält ihre Schultern, während sie seine Füße mit ihren Händen umgreift. Variationen sind natürlich möglich. So kann sie ihre Klitoris mit ihren Händen befriedigen, er kann das auch bei ihr tun oder ihre Brüste kneten, die Nippel zupfen, ihren Rücken streicheln oder ihre Taille umfassen, um fester und noch tiefer zustoßen zu können.

Von-hinten-Stellungen

Stellungen von hinten erwecken den animalischen Trieb und sind herrlich primitiv. Nicht umsonst heißen sie Doggy-Style (Hündchenstellung), Elefant, Tigersprung oder Pflug. Neben den tiefen Stößen, die diese Stellungen ermöglichen, werden die Hoden durch den Po der Frau stimuliert – ein doppeltes Vergnügen also. Zusätzlich sieht er die prallen Pobacken vor sich, es ist also auch was fürs Auge. Bei Frauen strömt durch die Position meist viel Blut in die Brustwarzen, was sie noch empfindlicher macht, und sie können es in vollen Zügen genießen, von hinten genommen zu werden. Auch ist dem Kopfkino hier keine Grenze gesetzt. Vielleicht ficken Sie in Gedanken ja gerade die sexy Schlampe aus dem Porno von letzter Nacht. Das ist alles erlaubt und bringt sogar noch zusätzliche Würze in die Laken!

DER PFLUG

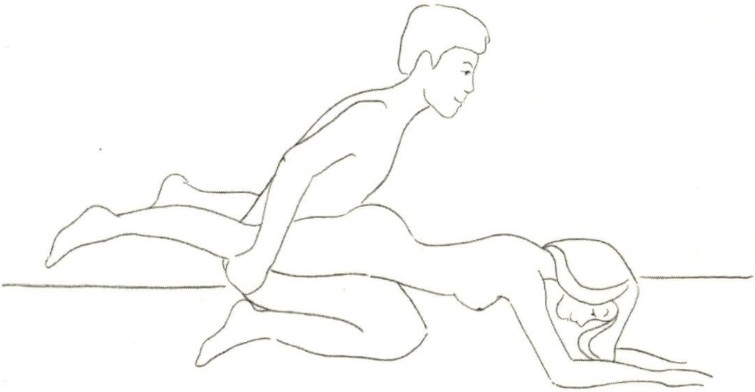

In dieser Position kann er sie wie ein Rudel Schlittenhunde von hinten antreiben oder sie sinnlich mit seinen Stößen lieben.

Hierfür kniet der Mann und die Frau setzt sich zunächst mit dem Rücken zu ihm auf seinen Schoß. Dann beugt sie sich nach vorne, winkelt die Arme an und stützt sich mit den Ellenbogen auf. Schließlich streckt sie die Beine nach hinten durch, legt sie auf seinen Oberschenkeln ab und er hält sie zusätzlich an den Oberschenkeln oberhalb der Knie fest. Im Grunde funktioniert das Ganze nicht recht viel anders als die Schubkarre aus dem Sportunterricht in der Grundschule – nur ist das hier nicht jugendfrei.

Er kann so ganz tief in sie eindringen, und wenn nicht etwa das Bett, sondern der Boden gepflügt wird, empfiehlt es sich, Kissen unter seine Knie und ihre Ellenbogen zu legen.

DER ELEFANT

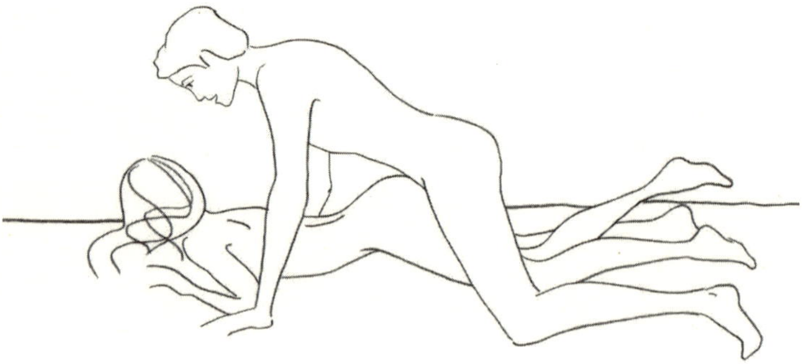

Der Elefant ist eine Stellung, bei der er den freien Blick auf ihren Po und Rücken genießen kann. Er sieht jede Regung dieser Körperzonen ganz genau und kann seine Liebste nebenbei spanken, wenn beide das möchten. Auch können Sie die Pobacken Ihrer Dame auseinanderziehen und ihren Anus bewundern oder gleich in ihn eindringen.

Hier liegt die Frau mit ausgestreckten Beinen auf dem Bauch. Er nimmt auf Beckenhöhe der Frau Platz, positioniert seine Beine seitlich neben ihren und dringt in sie ein. Beim Elefanten kann die Frau ganz genau kontrollieren, wie weit sie ihn in ihre Schmuckkiste eindringen lässt, indem sie ihr Becken entweder anhebt oder senkt. Je stärker sie die Beine zusammenpresst, desto intensiver spürt sie seine Stöße.

TIGERSPRUNG

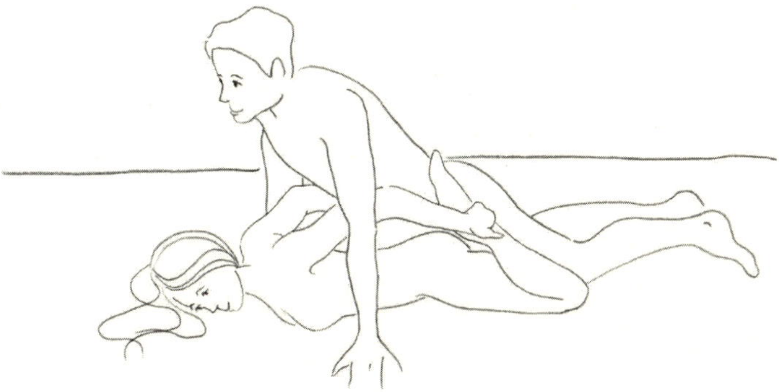

Damit der Tiger die Wildkatze bespringen kann, liegt sie auf dem Bauch und winkelt ihre Füße an. Dabei umgreift sie ihre Fußknöchel mit ihren Händen, um die Position leichter beibehalten zu können. So sind ihre Beine gespreizt und der Mann schiebt sich dazwischen und legt sich schließlich auf sie, um sie von hinten zu nehmen. Diese Stellung bringt Kater und Katze gleichermaßen zum Schnurren.

Stehende Stellungen

Zugegebenermaßen ist es mit dem Sex im Stehen so eine Sache. Sind die Partner unterschiedlich groß, kann das zu einem Problem werden. Bei kleinen Frauen kann der Mann in die Knie gehen und bei größeren Frauen hilft es, wenn er sich auf die Zehenspitzen stellt – aber beides geht nur bedingt. Klappt es allerdings in Sachen Anatomie, kann es wunderbar sein, sich unter der Dusche, im Hausgang oder wo auch immer der Lust im Stehen hinzugeben. Kuhstellung, Shivas Tanz oder die schwimmenden Fische können so manches lustvolle Stöhnen aus der Kehle locken. Probieren Sie es beim nächsten Mal einfach aus, wenn Sie ihr das Röckchen nach oben schieben.

DIE KUHSTELLUNG

Bei dieser Stellung, deren Name nicht besonders verführerisch klingt, steht die Frau vor dem Mann und beugt sich möglichst weit vornüber. Ist ihr das im Freistand zu anstrengend, kann sie sich auch auf eine Kommode oder den Tisch lehnen. Der Mann kann hier nicht nur unglaublich tief in sie eindringen und sie damit zum Durchdrehen bringen, auch schießt Blut in ihre Brüste, die dadurch noch sensibler werden.

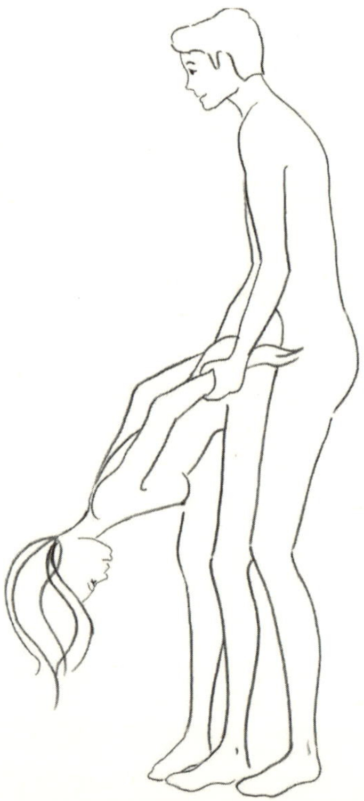

SHIVAS TANZ

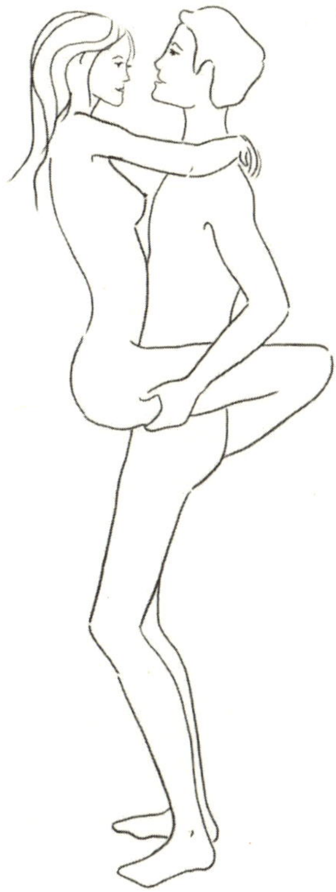

Shivas Tanz hat es in sich, da diese Stellung auf Dauer sehr anstrengend sein kann. Allerdings kann man den Schwierigkeitsgrad durch verschiedene Maßnahmen etwas drosseln.

Sind Sie nicht gerade ein Bodybuilder, kann sich die Frau zunächst auf Tisch, Kommode oder Bettkante setzen und ihre Beine spreizen. Der Mann positioniert sich dann zwischen ihren Beinen, sie schlingt diese um ihn herum und er nimmt langsam eine Stehposition ein. Dabei stützt er sie mit seinen Händen unter ihrem Po und sie umklammert mit den ihren seinen Nacken. Das klingt jetzt eher nach Sportübung, aber aller Anfang ist schwer und es lohnt sich in diesem Fall garantiert.

Die Frau lässt dann ihr Becken kreisen, sodass Shiva stolz auf sie wäre. Dabei sollte sie allerdings zunächst mit leichten Bewegungen beginnen, die sie langsam steigert, um das Stehvermögen des Liebsten nicht überzustrapazieren.

Wenn die Angelegenheit zu wackelig wird, kann er entweder sich oder sie gegen die Wand lehnen. Außerdem kann er seine sexy Shiva auch zwischendrin auf der Arbeitsplatte der Küche oder der Kommode absetzen.

SCHWIMMENDE FISCHE

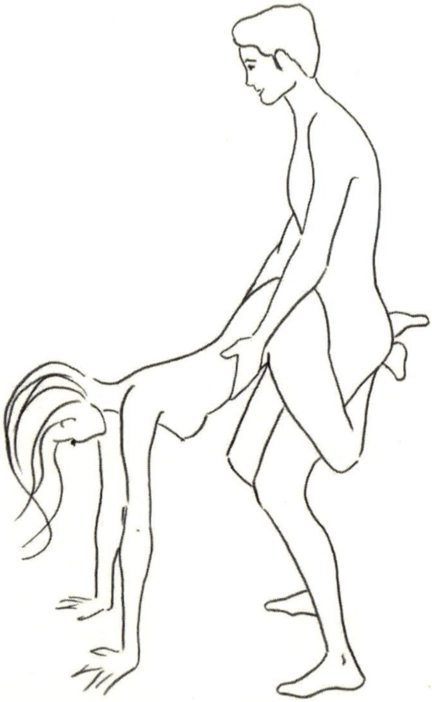

Wenn die Fische zum Schwimmen gebracht werden sollen, starten beide am besten in der Hocke. Dabei kniet sie vor ihm und er hinter ihr. Sie winkelt dann ein Bein nach hinten ab und legt es auf seinen Oberschenkel. Anschließend begibt er sich langsam in den Stand und führt nun auch ihr zweites Bein um seine Lenden herum. Für den besseren Halt hilft es, wenn sie beide Füße hinter seinem Rücken kreuzt. Das Ganze ist etwas anstrengend. Dem kann jedoch Abhilfe geschaffen werden, indem die Frau beispielsweise auf der Sofa- oder Bettkante aufliegt.

Abstecher in fremde Länder

Wie wäre es mit einem Ausflug in ferne Länder und fremde Kulturen? Dafür müssen Sie nicht extra ins Flugzeug steigen – das geht vom Bett aus. In Ihrem Gepäck haben Sie nichts als Lust und Abenteuersinn. Hier und da benötigen Sie ein spezielles Visum. Voraussetzung für die prickelnden Exkursionen sind Offenheit und Vertrauen, und etwas Humor sollte man manchmal auch mitbringen. Und nach Ihrem Trip werden Sie sich Ihr Kichern kaum verkneifen können, wenn Sie beispielsweise einem Albaner oder Italiener begegnen.

Albanisch: In Sachen Sex bedeutet ein Abstecher nach Albanien einen Schuss ins Knie, der nicht schmerzt, sondern zuckersüß ist. Bei dieser Sexpraktik wird die Kniekehle der Partnerin mit dem Penis penetriert. Damit es richtig flutscht, braucht man jede Menge Gleitgel oder Massageöl. Die Partnerin kann dabei den Druck auf den Penis mit ihrer Wade regulieren und rhythmisch die Wadenmuskulatur anspannen.

Arabisch: Die Araber scheinen zu wissen, wie man das Wohlgefühl der Frau steigern kann. Hier werden während des Geschlechtsverkehrs regelmäßig kurze Pausen eingelegt, in denen der Penis entweder mit heißem Öl oder mit heißem Wasser benetzt wird. Das löst beim erneuten Eindringen in die Frau ein unfassbar angenehmes Gefühl aus und lockert ihre Scheidenmuskulatur. Achten Sie allerdings darauf, dass das Wasser oder das Öl nicht zu heiß ist – am besten vorher an der Armbeuge testen. Sie können auch Bondage-Kerzen in Ihr Tausendundeinenacht-Abenteuer einbauen. Dabei kann die Partnerin das Wachs, das durch das Schmelzen zu Massageöl wird, vorsichtig auf den Penis tropfen lassen und es dann hingebungsvoll einmassieren.

Die Praktik hat einen Nachteil: Safer Sex ist hier nicht safe, da das Öl das Latex des Kondoms zersetzt. Auch kann zu heißes Wasser dem Material schaden. Deswegen gilt wie auf den Straßen der arabischen Emirate: Augen auf im Straßenverkehr.

Chinesisch oder finnisch: China oder Finnland, total egal … Hauptsache, Schlittenfahrt. So nennt sich die Sexualpraktik, die diese beiden Völker verbindet. Das Ganze ist eine Abwandlung der Missionarsstellung. Dabei nimmt der Mann eine kniende oder hockende Position ein, und die Frau platziert sich vor ihm auf dem Rücken liegend. Anschließend wird das Becken der Frau auf den Oberschenkeln des Mannes abgelegt und dann ab die Post. Durch den speziellen Winkel wird der G-Punkt der Frau stimuliert – ein sagenhaftes Gefühl!

Englisch: Von wegen prüde! Die Engländer machen es auf die feine Art. Bei der Sexpraktik, für die England Pate steht, wird der Partnerin die Wahrnehmung einzelner Sinne entzogen. Am besten funktioniert das Ganze mit dem Sehsinn. Es kann unwahrscheinlich sexy sein, sich dem Schatz mit verbundenen Augen hinzugeben. Wenn man keine Augenbinde zur Hand hat, kann man auch ein Seidentuch verwenden.

Florentinisch: In Florenz wurde die Perspektive entwickelt. Auch in Sachen Sex gilt es hier, einen anderen Standpunkt einzunehmen. Bei dieser Sexpraktik versteift sich der Penis nämlich nicht durch die Stimulation der Eichel oder des Schafts, sondern durch ein starkes Nachhintenziehen der Peniswurzel.

Französisch: Die Franzosen sind für ihre wunderbar leidenschaftlichen Küsse bekannt. Aus diesem Grund ist die unspezifische Bezeichnung für Oralverkehr wohl auch ihrer Nation gewidmet.

Beim Mann spricht man von Fellatio, bei der Frau von Cunnilingus. Wie Sie es den Franzosen nachtun können, erfahren Sie auf S. 78.

Griechisch: Wer schon einmal in einer Antikensammlung war und die dortigen Vasen betrachtet hat, weiß sicherlich ganz genau, was mit »griechisch« in Bezug auf Sex gemeint ist. Es ist der Analverkehr, den die Männer in der Antike aus voller Inbrunst entweder mit ihren Lustknaben oder der Dame ihrer Begierde ausgelebt haben. Mit jeder Menge Gleitgel lässt es sich besser und vor allem sicherer nach Griechenland übersetzen!

Italienisch: Wer hätte das gedacht? Italienisch bezeichnet eine Sexpraktik, bei der die Genitalien des Partners mit der Achselhöhle stimuliert werden.

In den Achselhöhlen sitzen Pheromondrüsen, die einen feinen Duft verströmen. Dieser bringt den Partner um den Verstand und macht uns sexuell anziehend. Ihre Partnerin vergnügt sich mit Ihren Achselhöhlen und Sie markieren sie nebenbei mit Ihrem sinnlichen Duft. Duschen kann allerdings vorher nicht schaden. Und frisch rasiert sollte man sein, denn kratzige Stoppel sorgen sicherlich nicht für ein angenehmes Gefühl.

Mongolisch: Wenn Mongolen zur Sache gehen, gleitet das Glied zwischen den Pobacken auf und ab. Dabei dringt es allerdings nicht in den Anus ein. Vielleicht huldigen sie damit dem wunderschönen unregelmäßigen bläulichen Fleck (Mongolenfleck), den viele in frühen Jahren am Kreuzbein hatten.

Es kann eine sehr prickelnde Erfahrung sein, wenn man auf diese Weise geneckt und die Spannung auf die Spitze getrieben wird. Ein bisschen Gleitgel, Spucke oder Massageöl können hier garantiert nicht schaden.

Römische Dusche: Es ist herrlich sinnlich, wenn Wassertropfen die Haut herabrinnen und langsam in der Sommerhitze verdampfen. Allerdings kann in den heißen Sommermonaten das Wasser in Rom schon einmal knapp werden. Aber die Römer wären keine Römer, wenn sie sich nicht zu helfen wüssten. Bei der Römischen Dusche wird der Partner bespuckt oder es wird sich auf ihm erbrochen. Gewöhnungsbedürftig ist das Ganze, aber wenn es schön macht ...

Russisch: Reibung sorgt für Wärme. Und da im Winter in Russland klirrende Kälte herrscht, reiben die Russen nun mal am liebsten den Penis an den Oberschenkeln der Partnerin. Öl ist hier nie verkehrt. Zum einen sehen die Schenkel damit noch sinnlicher aus und das Ganze funktioniert einfach besser. Die Bezeichnung »russisch« wird gleichermaßen für eine Sexpraktik verwendet, bei der ein mit Öl benetzter Finger in den Analbereich der Partnerin eingeführt wird.

4. AKT

ORGASMUS GEFÄLLIG?

Wege zur ungezähmten Lust

Seine Finger schieben sich zwischen meine Beine,
gleiten über meine nassen Schamlippen.
»Mein Sperma läuft aus deinem Körper.«
Langsam reibt er mich mit seinem Samen ein.

Bärbel Muschiol: *Dark Desire – Sinnlicher Schmerz.*

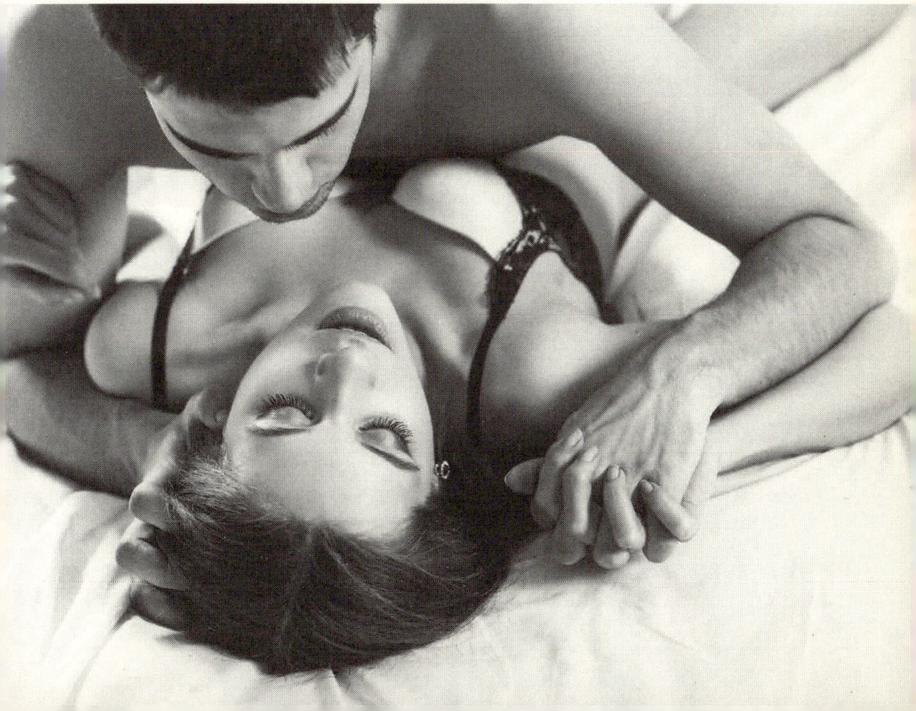

Man kann ihn alleine haben oder mit seiner Partnerin. Die Franzosen nennen ihn *le petit mort*. Diese Umschreibung trifft ins Schwarze. Der kleine Tod ist eine süße Erlösung und es ist schon vorgekommen, dass Frauen danach ohnmächtig geworden sind. Männer schlafen häufig danach ein, weil der »Big O« beim Mann Müdigkeitshormone freisetzt. Die Rede ist vom vierten Akt des Liebesspiels, dem Orgasmus – einem der wohl beflügelndsten Gefühle, die man erleben kann. Während eines Orgasmus findet im Organismus ein wahres Spektakel statt: Der Puls rast, der Blutdruck ist erhöht, die Atmung ist beschleunigt, die Geschlechtsorgane ziehen sich rhythmisch zusammen und alle Muskeln sind unter Spannung. Und wie aus dem Nichts ereilt den Protagonisten nach dem Überschreiten der Zielgeraden absolute Tiefenentspannung.

80 Prozent der deutschen Männer und nur 33 Prozent der Frauen haben ihn regelmäßig. Kommen Sex-Toys zum Einsatz, sehen die Zahlen etwas anders aus. So bescheren die lustvollen Hilfsmittel 45 Prozent der Frauen und 41 Prozent der Männer einen sexuellen Höhenflug. Während dieses sensationelle Hochgefühl für Ladys bis zu 20 Sekunden andauern kann, erstreckt es sich bei den Herren der Schöpfung über gerade einmal drei bis zwölf Sekunden. Die Menge des männlichen Ejakulats ist beim Sex mit einer Partnerin um das 20-Fache höher als bei der Masturbation. 0,06 Prozent der Männer sind in der Lage, durch bloßes Kopfkino zu kommen. 80 Prozent aller Frauen haben ihn schon einmal vorgetäuscht und bis ins 20. Jahrhundert sprachen Wissenschaftler dem weiblichen Geschlecht die Fähigkeit ab, einen Höhepunkt zu erleben.

Im nachfolgenden Kapitel erfahren Sie unter anderem, wie Sie bei Ihrer Angebeteten einen Orgasmus fördern können, falls sie unter Orgasmusproblemen leiden sollte. Halten Sie sich also daran, denn Orgasmen fühlen sich nicht nur himmlisch an, sondern beeinflussen die mentale sowie körperliche Gesundheit günstig. Sie sind ein Schönheitselixier und wirken verjüngend, stärken die Abwehr, da sich nach dem Höhepunkt doppelt so viele Killerzellen im Organismus befinden, und vertreiben Kopfschmerzen. Sie machen furchtlos, da sie im Gehirn Areale ausschalten, die Emotionen lenken, und regen die gleichen Gehirnareale an wie Heroin.

Der Weg ist das Ziel

Wenn man versteht, dass man Orgasmen nicht produzieren kann und sie vielmehr geschehen, ist man auf dem richtigen Weg zu ultimativem Sex. Zielorientierte Lust ist kontraproduktiv, da es beim Liebesspiel darum geht, die Kontrolle abzugeben und loszulassen.

Männer wie Frauen setzen sich häufig zu sehr unter Druck, was das große O(hh) betrifft. Die Herren denken, sie hätten ihre Angebetete nicht ausreichend befriedigt, wenn sie nicht kommt, und da die Damenwelt das weiß, kommt es nicht selten vor, dass sie den Lustgipfel vortäuschen. Darüber hinaus vergessen viele aufgrund der Fokussierung auf das Ziel namens Orgasmus, den Sex als solchen zu genießen. Lässt man den Erfolgsdruck hinter sich und pfeift auf den Orgasmus, gewinnt das Liebesspiel an Qualität und der Spaßfaktor steigt. Das Paradoxe daran ist, dass man so viel auch wahrscheinlicher kommt, weil man entspannt ist und den Sex wirklich genießen kann. Außerdem bleibt die Frustration aus, falls es doch bei einem der Partner nicht zum Höhepunkt kommt. Machen Sie sich also klar: Ein Orgasmus ist etwas Wunderbares, aber nicht die Voraussetzung oder gar das Siegel für guten Sex. Er ist kein Muss, und Intimität lässt sich auch ohne Höhepunkt genießen.

Da Männer in der Regel schneller kommen, sollten Sie zu Beginn des Geschlechtsaktes alle Aufmerksamkeit auf die Frau richten und sie während des Vorspiels ausgiebig verwöhnen. Hier kann die Männerwelt aus dem Vollen schöpfen, ihren Spalt mit der Zunge oder den Fingern verwöhnen, sie ausgiebig liebkosen und mit Küssen sowie Streicheleinheiten bedenken. Dann heißt es sicherlich früher oder später: *Ohhhh jaaa, ich kommeee!* Das Gute ist, dass Frauen fast immer durch einen Orgasmus weiter angeheizt werden und sich die Lust mit dem Höhepunkt nicht dem Ende zuneigt. Vielmehr werden sie dann von Erregungswellen überrollt.

Weiblicher und männlicher Orgasmus

Bei Mann und Frau ist der Orgasmus ein Sekundenrausch und der Gipfel der Ekstase. Man kann ihn nur schwer in Worte fassen. Er ist wie ein warmer Sommerregen, der sich in und auf dem Körper ergießt, spendet Glücksgefühle, kann wellenartig, schleichend, blitzschnell, flach oder intensiv auftreten. Es ist wie ein Sprung in die Schwerelosigkeit oder eine warme Welle, die den Körper überschwemmt.

Der sexuelle Höhepunkt ist ein komplexes Spiel verschiedenster Körpermechanismen. Wenn man darüber Bescheid weiß, was sich während des Orgasmus im Organismus ereignet, kann man das Lustempfinden gezielt beeinflussen.

Der Orgasmus gliedert sich gemäß der amerikanischen Sexualforscher William H. Masters und Virginia E. Johnson in vier Phasen, die erstmals im Jahr 1970 die anatomischen und physiologischen Reaktionen auf sexuelle Reize umfassend erörtert haben.

1. Erregungsphase
2. Plateauphase
3. Orgasmusphase
4. Rückbildungsphase

Erregungsphase: Wie die Bezeichnung bereits verrät, handelt es sich hierbei um den beginnenden Zustand der Erregung. Sie stellt sich durch Berührungen oder visuelle Reize wie Bilder sowie durch Fantasien ein. Die Empfindlichkeit des gesamten Körpers sowie die Muskelspannung erhöhen sich in dieser Phase. Das Lustempfinden kann hier durch das bewusste Anspannen der Beckenbodenmuskulatur weiter erhöht werden. Manchmal zeigen sich Rötungen in bestimmten Bereichen der Haut (Gesicht, Rücken, Brust), die sogenannten Sex Flush (engl. *flush* = erröten). Bei Männern beginnt sich der Penis zu regen, bei Frauen werden die Brustwarzen steif.

Deutliches Anzeichen für das Bestehen der Erregungsphase bei der Frau ist eine feuchte Vagina. Im Scheideneingang sammelt sich klares Vaginalsekret (Lubrikation) an, dessen Aufgabe es ist, das Eindringen des Penis zu erleichtern. Die Sexualorgane werden besser durchblutet und in der Folge schwellen Klitoris, Schamlippen, Brust und Brustwarzen an.

Bei Männern richtet sich der Penis auf und wird steif, da sich dessen Blutgefäße erweitern und so mehr Blut durch den Schwellkörper hindurchfließt. In der Folge verengen sich die ableitenden Venen des Penis und das Blut kann nicht mehr abfließen. Die Hoden verlagern sich in Richtung Bauch oder Damm, und der Hodensack zieht sich zusammen.

Da das Gehirn während dieser Phase Endomorphine freisetzt, handelt es sich um einen außergewöhnlich behaglichen Zustand. Endomorphine sind körpereigene Substanzen, deren Wirkung jener von Morphium ähnelt. Je länger die Erregungsphase andauert, desto intensiver ist der spätere Orgasmus. Ein weiterer Grund für ein ausgedehntes Vorspiel.

Plateauphase: Diese Phase dient der Vorbereitung auf den Geschlechtsverkehr. Bis zum Orgasmus bleibt ein bestimmter Grad der Erregung konstant. Atemfrequenz, Puls und Blutdruck steigen an.

Die Klitoris ist nun extrem empfindlich, weshalb sie sich zurückzieht. Dadurch kann sie nicht mehr direkt gereizt werden. Die äußeren Schamlippen schwellen weiter an und verengen so die Pforte der Lust. Es bildet sich die sogenannte orgastische Manschette. Das bedeutet, die Vagina und die kleinen Schamlippen stülpen sich aus. Sie formen eine Art Schlauch, der eine Länge von etwa drei bis fünf Zentimetern hat. Damit wird dem Penis ein intensiver Kontakt ermöglicht. Spannt die Frau die Muskulatur im Vaginalbereich an, lässt sich die Lust für beide Partner erheblich steigern.

Beim Mann schwellen die Hoden an und rücken noch dichter an den Unterleib. Außerdem sondert der Penis Lubrikationsflüssigkeit ab, die auch gerne als »Lusttropfen« bezeichnet wird. Sie hat die Aufgabe, die Bewegung der Vorhaut über die Eichel zu erleichtern. Das klare Sekret stammt aus den Cowperschen Drüsen, die im Bereich der Prostata verortet sind. Die Lubrikationsflüssigkeit kann gelegentlich Spermien enthalten.

Orgasmus: Bei Frauen nimmt der Übergang von der Plateauphase in den Orgasmus in der Regel längere Zeit in Anspruch. Die körperliche und nervliche Anspannung hat nun den Gipfel erreicht und der Orgasmus tritt ein. Atem- und Pulsfrequenz erhöhen sich abermals, der Blutdruck steigt weiter.

Bei der Frau findet eine rhythmische Kontraktion der orgastischen Manschette, d. h. der Beckenboden- und Vaginalmuskulatur, statt – etwa vier bis 15 Mal. Darüber hinaus kontrahieren die Gebärmutter sowie der Schließmuskel des Anus.

Auch beim Mann ereignen sich unwillkürliche Muskelkontraktionen in den Geschlechtsorganen, die den Samentransport ermöglichen, der anschließend über die Harnröhre mit dem Ejakulat austritt. Während der Zuckungen strömt das Ejakulat dann meistens nach draußen. Allerdings ereignen sich Orgasmus und Ejakulation nicht immer gleichzeitig. Es kann auch passieren, dass der

Mann einen gefühlsmäßigen Höhepunkt erreicht und dennoch ein Samenerguss ausbleibt. Ejakulation und Orgasmus sind demnach kein einziges großes Lustpaket, sondern zwei unterschiedliche Vorgänge, die sich überlappen können.

Rückbildungsphase: Die Rückbildungsphase ist von einem tiefen Gefühl der Entspannung geprägt und tritt nach dem Orgasmus ein. Die erregungsbedingten physischen Veränderungen bilden sich wieder zurück: Blutdruck, Puls und Atmung normalisieren sich.

Der Blutstau lässt nach und die Schamlippen schwellen ab. Die Klitoris reckt ihr Köpfchen wieder unter der Vorhaut hervor und eine klitorale Stimulation ist wieder möglich.

Der Penis schwillt wieder ab und ist jetzt sehr empfindlich. Stimulation kann als schmerzvoll empfunden werden.

Während Männer nach dem Samenerguss eine Pause benötigen, können Frauen direkt nach dem Orgasmus neue Fahrt aufnehmen und das Liebesspiel weiter fortsetzen. Multiple Orgasmen sind für Frauen also durchaus möglich.

Orgasmus-Arten der Frau

Zwar kommen Frauen nicht so einfach wie das starke Geschlecht, allerdings hat es die Natur gut mit ihnen gemeint und sie gleich mit mehreren Orgasmus-Arten bedacht – je nach Ursprungsort tragen sie verschiedene Namen. Der klitorale und der vaginale Orgasmus sind wahrscheinlich jedem bekannt. Daneben gibt es noch Nipplegasm (Brustorgasmus), A-Punkt-, U-Punkt- und Harnröhrenorgasmus sowie weitere leidenschaftliche Möglichkeiten, einen Höhepunkt zu erlangen. Manche Damen der Schöpfung kommen bereits bei bloßen optischen Reizen wie etwa einem Porno oder aber auch im Zuge erotischer Fantasien. Daneben gibt es je nach sexueller Vorliebe auch andere Auslöser wie etwa *Spanking* oder Fesselspiele. Die Palette ist groß. Nachfolgend werden Sie mit einer kleinen, aber feinen Auswahl bekannt gemacht und erfahren außerdem, welche Praktiken diese Orgasmen herbeiführen können.

Klitorisorgasmus: Der Klitorisorgasmus ist wohl die gängigste Orgasmus-Art. Er wird durch die direkte Stimulation der Klitoris verursacht. Dabei kann die Art und Weise der Stimulation variieren. Viele Frauen bevorzugen leichtes bis heftiges Klopfen der Lustperle, Lecken, Reiben oder Drücken. Während des Sex lässt sich die Klitoris ebenfalls in Wallung versetzen – entweder manuell oder durch Reibung am Körper des Partners. Ohne große Verrenkungen geht beides am besten während des Reitens und der Missionarsstellung. Hand kann ebenfalls beim Löffeln oder dem *Doggy-Style* angelegt werden.

Vaginaler Orgasmus: Im Grunde ist der vaginale Orgasmus ebenfalls ein klitoraler. Allerdings wird hier der Höhepunkt nicht durch die Stimulation der äußeren Klitorisspitze erreicht, sondern durch die indirekte Stimulation des in der Vagina liegenden Teils der Klitoris. Durch die Bewegungen des Penis in der Vagina werden dabei die Harnröhre und das Gewebe rund um die Klitoris in Bewegung versetzt, was zu einer Stimulation der Klitoris führt. Entscheidend für diesen Orgasmus ist eine gut trainierte Beckenbodenmuskulatur.

G-Punkt-Orgasmus: Dieser Orgasmus wird häufig mit dem vaginalen Orgasmus verwechselt, da er sich in der Vagina abspielt. Allerdings äußert er sich an einem spezifischen Punkt: dem G-Punkt. Er befindet sich auf der schwammigen Wölbung der Scheidenwand im oberen Bereich der Vagina (siehe S. 64). Dieser herrliche *Lovepoint* kann am besten gereizt werden, wenn der Mann die Frau von hinten nimmt oder sie sich beim Reiten zurücklehnt. Eine weitere Möglichkeit ist die Missionarsstellung. Hier sollte die Frau die Beine über die Schultern ihres Partners legen.

Nipplegasm: Bereits das bloße Stimulieren der Brüste und Nippel kann einen Orgasmus hervorrufen. Der Grund hierfür ist, dass durch angenehme Reizung der Brustwarzen nicht nur die Berührungsempfindlichkeit in diesem Bereich gesteigert und die Brustwarze erigiert wird, sondern auch die Hormone Oxytocin und Prolaktin vermehrt produziert werden. Oxytocin ist auch als Kuschelhormon bekannt. Die Substanz stärkt unter anderem die Partnerbindung und löst Ängste. Prolaktin sorgt für sexuelle Befriedigung. Außerdem können sinnliche Berührungen der Brüste Reaktionen im Genitalbereich hervorrufen. So wird beispielsweise die Vagina feucht und die Schamlippen schwellen an.

A-Punkt-Orgasmus: Der A-Punkt (vorderer Fornix) befindet sich ganz in der Nähe des geheimnisvollen G-Punktes. Vor allem beim tiefen Eindringen des Mannes in der Missionarsstellung werde er stimuliert, so das Frauenportal frauenzimmer.de. Auf seine Stimulation sollen einige Frauen mit multiplen Orgasmen reagieren.

U-Punkt- und Harnröhrenorgasmus: Die Harnröhre wird an drei Seiten von dem im Inneren liegenden Klitoriskörper umgeben. Wird diese Zone durch Stöße stimuliert, löst das bei der Frau ein wohliges Kribbeln aus, das in angenehmer Weise an Harndrang erinnert und in einen Orgasmus münden kann.

Der U-Punkt umfasst den Bereich rund um den Eingang der Harnröhre und sitzt zwischen Vagina und Klitoris. Man kann sich an diesem Punkt mit der Zunge, aber auch mit den Fingern wunderbar austoben, da er leicht zu erreichen ist. Außerdem gibt es spezielle U-Punkt-Vibratoren, die man zusätzlich zum Einsatz bringen kann. Darüber hinaus kann man diese lustvolle Zone mit der Penisspitze bearbeiten, indem man die weiche Eichel sanft daran reibt oder sie sachte daraufklopft.

Hatte sie nun einen oder nicht?

Da die körperlichen Qualitäten eines weiblichen Orgasmus und seine Wahrnehmung von Mal zu Mal variieren können, gibt es keine verlässlichen Hinweise, die auf einen tatsächlichen Orgasmus schließen lassen. Selbst Frauen wissen manchmal nicht genau, ob sie nun einen Orgasmus oder ausgeprägte sexuelle Leidenschaft empfunden haben, die sogar intensiver als ein Höhepunkt sein kann. Auch schließt ein weiblicher Orgasmus nicht zwingend erotische Ekstase oder ungebändigtes Vergnügen mit ein.

Orgasmus-Arten des Mannes

Der Mann kann nicht nur durch die Stimulation des Penis kommen. Wie bei der Frau können ebenso visuelle Reize oder spezielle Praktiken wie Bondage &. Co. einen Orgasmus bei ihm auslösen. Auch über das Hintertürchen lässt sich das »große O« herauskitzeln.

Die Prostatastimulation nimmt im Tantra eine bedeutende Rolle ein. Die lustvolle Drüse befindet sich etwa fünf Zentimeter tief im Anus, in Richtung des Bauchraumes und ist etwa kastaniengroß. Man kann sie mit einem Vibrator, Dildo oder den Fingern stimulieren. Gleitmittel und entsprechende Hygiene sind dabei unerlässlich.

Und noch etwas: Wenn es kein Zurück mehr gibt und Sie kurz vor dem Explodieren sind, massiert Ihnen Ihre Liebste am besten den Bereich zwischen Damm und Hoden. So überkommt Sie der Orgasmus wie ein gewaltiger Tsunami.

Ejakulation bei Mann und Frau

Beim Orgasmus wird sowohl von Männern als auch von vielen Frauen in der Regel Ejakulat ausgestoßen. Sie haben richtig gelesen! Allerdings ist im Gegensatz zur männlichen Ejakulation das Austreten der Liebesflüssigkeit bei Frauen noch nicht umfassend erforscht.

Das Ejakulat des Mannes besteht aus Samenzellen und Seminalplasma. Letzteres wird aus Drüsen gebildet und dient dem Schutz der wertvollen und lebensspendenden Spermien. Darüber hinaus aktiviert das Plasma die eigenständige Beweglichkeit der Spermien. Dabei kann die Menge des abgesonderten Spermas, wie es umgangssprachlich genannt wird, variieren. In der Regel ist es ein Teelöffel voll, doch es kann auch weitaus weniger sein. Hat der Mann innerhalb kurzer Zeit mehrere Orgasmen hinter sich gebracht, ändern sich auch Konsistenz und Farbe des Körpersaftes, der so wunderbar nach Kastanien duftet. Er ist dann heller und dünnflüssiger, nicht mehr sämig und grauweiß.

Der Samenerguss des Mannes ist ein sicheres Zeichen für das Überschreiten der Ziellinie. Allerdings kann es auch passieren, dass er kommt, ohne zu ejakulieren – genau wie die Frau.

Wenn Frauen den Gipfel der Lust erreicht haben, tritt manchmal eine Flüssigkeit aus, die vermutlich aus den Skene-Drüsen kommt. Diese Drüsen gruppieren sich im schwammartigen Gewebe rund um die Harnröhre. Das Sekret ähnelt jenem der männlichen Prostata. Es ist nicht zu verwechseln mit der Flüssigkeit, die beim *Squirten* aus der Harnröhre heraustritt und neben Urin teilweise auch etwas weibliches Ejakulat enthält. Der Freudenfluss der Frau ähnelt optisch einer wässrigen Milchlösung und wird häufig fälschlicherweise als normale Scheidenabsonderung angesehen.

Mit der richtigen Atmung zum Orgasmus

Der Orgasmus ist von rhythmischen Muskelkontraktionen begleitet, die hauptsächlich im Intimbereich stattfinden. Hierfür müssen die Muskeln mit ausreichend Sauerstoff versorgt sein. Die richtige Atmung spielt deshalb eine wichtige Rolle für die nötige Steigerung der Erregung, die schließlich in einem Orgasmus enden kann. Manchmal neigt man dazu, kurz vor dem Orgasmus die Luft anzuhalten. Machen Sie das bloß nicht, so bringen Sie sich um das Vergnügen. Grund hierfür ist, dass die plötzliche Unterbrechung der Sauerstoffzufuhr Adrenalin ausgeschüttet wird und sich Kohlendioxid im Blut ansammelt. Beides beschleunigt die Ejakulation. Also: immer tief durchatmen – auch kurz vor der Zielgeraden! Bauchatmung kann den Sex günstig beeinflussen, da sie die Muskeln unterhalb des Rippenbogens bis zum Intimbereich in Bewegung versetzt und entspannt. Während des Einatmens wird die Bauch- und Beckenbodenmuskulatur gedehnt und beim Ausatmen ziehen sich diese Muskelpartien wieder zusammen. Dadurch wird die Durchblutung angeregt, was die Erregung ankurbelt. Tatsächlich können einige Menschen das große O erreichen, ohne sich dabei zu berühren.

So üben Sie richtig zu atmen

Machen Sie die nachfolgende Übung zweimal am Tag für etwa 30 Atemzüge. Nach einigen Tagen werden Sie automatisch tief in den Bauch atmen und nicht nur beim Sex davon profitieren.

- Nehmen Sie eine aufrechte Haltung ein, schließen Sie die Augen und atmen Sie bewusst über die Nase ein, der Mund bleibt dabei geschlossen. Das Zwerchfell hebt sich und der Bauch wölbt sich leicht.
- Halten Sie den Atem kurz an, bevor Sie wieder ausatmen. So geben Sie der Lunge Zeit, den Sauerstoff zu verteilen, und beleben damit den gesamten Organismus.
- Bei der Ausatmung strömt die Luft erst von der Brust und dann vom Bauch durch die Nase. Der Bauch wird wieder flach. Der Mund kann dabei geöffnet sein.
- Nach einigen Atemzügen versuchen Sie Ihren eigenen Rhythmus zu finden, der möglichst ruhig sein sollte. Lassen Sie die drei Teile der Atmung (Einatmen, Anhalten, Ausatmen) fließend ineinander übergehen.
- Lassen Sie den Atem weiter fließen und achten Sie nun darauf, was in Ihrem Beckenboden passiert, während Sie einatmen. Können Sie spüren, wie sich der Bauch bis zum Beckenboden ausdehnt? Fühlen Sie, wie Ihr Atem den Genitalbereich erfüllt?

So atmen Sie sich zum Gipfel der Lust

- Wenden Sie die Bauchatmung auch während des Geschlechtsverkehrs an und experimentieren Sie damit. Atmen Sie dabei möglichst tief und entspannt ein. Beginnen Sie mit einem langsamen Atemtempo, und spannen Sie die Beckenbodenmuskulatur bewusst an, um sie dann wieder zu lösen. Passen Sie sich dabei dem gleichmäßigen Atemrhythmus an.
- Mit zunehmend schnellerer Bewegung können Sie auch die Atemgeschwindigkeit erhöhen, jedoch sollte die Atmung weiterhin möglichst tief sein. Atmen Sie die Luft immer bis zum letzten Rest aus.

- Sie werden dabei erfahren, was Sie damit in Ihrem Körper anstellen können und wie Sex zu einer Achterbahnfahrt der Erregung werden kann.

Orgasmische Meditation

Wir leben in einem Zeitalter, in dem Sex häufig nur als körperliche Befriedigung angesehen wird, dabei birgt er durchaus spirituelle Aspekte. Männer wie Frauen setzen sich im Bett unter Leistungsdruck, unbefriedigende oder gar verletzende sexuelle Erfahrungen manifestieren sich in Körper, Geist und Seele und führen dort zu Blockaden. Indem Orgasmische Meditation eine Verbindung aus sexueller Energie und Meditation herstellt, können mit ihrer Hilfe diese Störungen behoben werden. Man entdeckt den Körper auf eine ganz neue Art und tritt in bewussten Kontakt mit seinen sexuellen Energien.

Orgasmische Energie

Nach Ansicht aller Lehren, die sich mit feinstofflicher Lebensenergie auseinandersetzen, ist der Mensch eine untrennbare Einheit von Körper, Geist und Seele. Die Chinesen nennen die Lebensenergie Qi, die Inder Prana und die Tibeter Nuspa. Sie durchdringt den Kosmos sowie die gesamte Natur mit all ihren Objekten und Phänomenen. Wenn wir in uns gehen, können wir diese Energie in jeder Zelle unseres Körpers spüren – auch in den Genitalien.

Ein Teil dieser Lebensenergie wird während der Zeugung von den Eltern an das Kind abgegeben. Die Chinesen bezeichnen sie als Ursprungs-Qi. Es baut sich im Laufe des Lebens ab und ist nicht erneuerbar. Erlischt diese Energie, sterben wir. Die vom Orgasmus geprägte Energie sammelt sich in den Nieren und strömt von dort aus durch unseren gesamten Organismus. Kann sie frei fließen, fühlen wir uns gesund und vital.

Dreh- und Angelpunkt der Orgasmischen Körpermeditation ist genau diese sexuell-orgasmische Energie. Yogische Traditionen (darunter auch Tantra) nennen die potenzielle Urenergie Kundalini. Als zusammengerollte Schlange ruht sie an der Basis der Wirbelsäule in Höhe des Sexual-Chakras und verkörpert Shiva, das ewige höhere Bewusstsein und die Zeit. Ihr Gegenpol Shakti repräsentiert hingegen den Raum und das grenzenlose höhere Bewusstsein. Sie bewirkt Prana. Shiva ist das Äquivalent zum östlichen Yang und Shakti ist mit Yin vergleichbar. Das höchste Ziel der Shiva ist der Aufstieg durch die Ebenen des Körpers, um schließlich wieder mit Shakti, die im obersten Chakra verortet ist, zu verschmelzen. Durch ihre Vereinigung bilden sie den reinen kosmischen Klang (Nada) und die höchste Wahrheit (Maha Bindu). Sofern ein Mensch in der Lage ist, dieses Ziel zu erreichen, lässt er nach tantrischer Lehre die Grenzen des physischen Körpers hinter sich und seine mystischen Fähigkeiten können sich entfalten.

Der menschliche Körper ist so konditioniert, dass er die orgasmische Energie in Form eines Höhepunkts entladen möchte. Durch Orgasmische Körpermeditation wird diese Energie nicht blitzartig ausgestoßen, sondern bewusst im Körper belassen, wo sie alle Körperregionen anfüllt. Die Übungen fördern die Fähigkeit des Loslassens und der Hingabe. Männer sind durch sie in der Lage, ihre sexuelle Energie zu steuern und frei im Körper zirkulieren zu lassen. Frauen öffnen sich und können sich voll und ganz dem orgasmischen Gefühl hingeben.

Orgasmische Meditation nach Pospiech und Lieder

Die beiden deutschen Tantra-Lehrer Anke Felice Pospiech und Ralf Lieder setzen sich seit vielen Jahren mit Tantra auseinander und sehen Tantra als Ausdruck ihrer Daseinsfreude und ihres Bewusstseins an. Basierend auf dieser indischen Lehre und anderen orgasmischen Meditationsübungen, haben sie eine eigene Methode entwickelt, deren Hauptziel es ist, den Aspekt der »Entspannung bei hoher sexueller Energie« (aus dem Tantrismus), den Energiekreislauf (aus dem Taoismus) und die Gleichbehandlung der Männer mit einzubringen, da andere Praktiken meist nur für Frauen ausgelegt sind. Schließlich haben auch einige Männer Orgasmusprobleme, wenngleich diese häufig nur seelischen Ursprungs sind.

Pospiech und Lieder legten bei der Entwicklung ihrer Methode insbesondere Augenmerk auf die Erfüllung nachfolgender Kriterien:

- Meditation bedeutet die Einbeziehung von Körper, Geist und Seele und entspricht einem ganzheitlichen Ansatz. Aus diesem Grund sind die Übungen nicht nur auf einen Teilbereich, d. h. die Sexualorgane, fokussiert, sondern berücksichtigen alle Körperareale.
- Der Fokus der Frau sollte nicht sofort auf der Klitoris liegen, da nach Ansicht des Tantra und des Taoismus die sexuelle Energie bei Frauen von den Brüsten (Herzbereich) in die Vagina fließt. Grund hierfür ist, dass sie dort ihren energetischen Pol hat.
- Die Meditation ist als Bestandteil des Slow Sex anzusehen. Wie die Bezeichnung bereits verrät, nimmt man sich beim Slow Sex Zeit für die körperliche Liebe. Man entdeckt den Körper der Partnerin ganz bewusst. In diesem Sinne unterliegt die Meditation weder einer zeitlichen Einschränkung, noch ist ein strenger Zeitrahmen für die einzelnen Abschnitte vorgesehen. Alles andere wäre kontraproduktiv. Vielmehr stehen Ganzkörperentspannung sowie das Vertrauen zwischen den Partnern im Vordergrund.
- Wie häufig sie durchgeführt wird, bleibt dabei jedem Paar selbst überlassen. Wie ansonsten beim Sex, gibt es keine Norm oder Regel bezüglich der Häufigkeit.

Exkurs Sexual- und Herz-Chakra

Chakren sind feinstoffliche Energiezentren, die durch Energieleitbahnen miteinander verbunden sind. Die sieben Hauptchakren befinden sich sowohl im Körperinneren als auch im Körperäußeren und sitzen an den Hauptverzweigungen des Nervensystems. Sie sind entlang der Wirbelsäule angeordnet und werden von unten nach oben gezählt. Metaphysische und biophysische Energien werden in ihnen gesammelt und umgewandelt.

Sexual-Chakra

Während der Orgasmischen Meditation soll beim Mann vor allem das Sexualchakra angeregt werden. Es ist mit dem emotionalen Körper verbunden und befindet sich in der Kreuzbeingegend zwischen Nabel und Geschlechtsorganen. Dieses Chakra erfüllt den gesamten Beckenraum mit seiner Energie und strömt durch alle Organe, die im Unterleib verortet sind. Es schützt und nährt die Fortpflanzungsorgane und auf seelischer Ebene fördert es die Fähigkeit des Loslassens. Das Sexual-Chakra stellt unsere Verbindung zu Sinnlichkeit, Sexualität und Lebendigkeit dar. Darüber hinaus spielt es eine wichtige Rolle für das Empfinden und Ausdrücken von Gefühlen und fördert die feminine Seite des Mannes.
Massageöle aus Vanille, Pfeffer, Bitterorange oder Sandelholz aktivieren dieses Chakra.

Herz-Chakra

Dieses Chakra hat seinen Sitz im Astralkörper, ist nach vorne geöffnet und sitzt in der Brustmitte auf Höhe des Herzens. Es stellt eine Verbindung zwischen den unteren drei Chakras mit den oberen drei Energiewirbeln her, die der Sitz des höheren menschlichen Bewusstseins sind.

Das Herz-Chakra kräftigt und belebt den gesamten Brustkorb mitsamt all seinen Organen, verleiht dem Herzen Energie und nimmt eine wichtige Rolle bei der Atmung ein, da es unmittelbar mit Lungen und Bronchien in Kontakt steht. Auf seelisch-geistiger Ebene ist es die Quelle bedingungsloser Liebe und es verarbeitet emotionale Erfahrungen wie Liebe, Schmerz, Dankbarkeit, Trauer oder Hingabe.

Massageöle aus Lavendel, Rose oder Jasmin regen dieses Chakra an.

Für die Orgasmische Meditation wählen Sie zunächst einen ruhigen und angenehmen Ort aus. Der Mann bereitet dort das sogenannte Nest. Hierfür breitet er eine Decke oder eine andere weiche und stabile Unterlage aus. Darüber hinaus werden drei bis vier Unterlegkissen bereitgelegt. Davon ist eines für die Knie des massierenden Partners (Sitzkissen), die anderen sind für den Kopf/Nacken des passiven Partners sowie für dessen Knie bestimmt. Halten Sie auch ein Handtuch bereit, das Sie unterhalb des Gesäßes des passiven Partners platzieren, sowie etwas Gleitmittel. Wie bei anderen Meditationsarten können Sie die Atmosphäre durch Duftlämpchen, gedämpftes Licht oder sanfte Musik günstig beeinflussen.

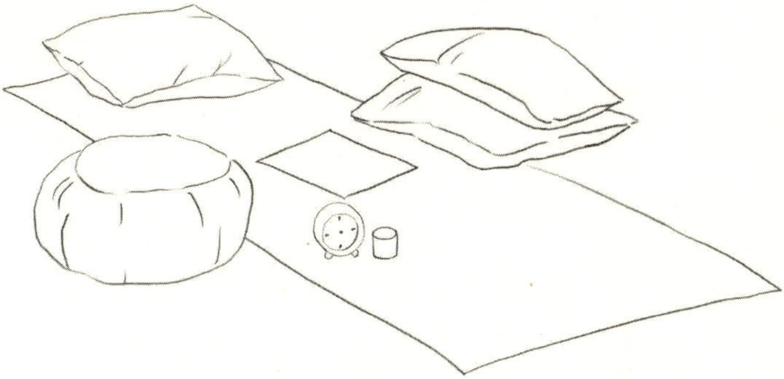

Bei der Orgasmischen Meditation ist es Teil des Rituals, dass der Mann das Nest baut.

Danach entkleidet sich die zu massierende Person von der Hüfte abwärts. Der Oberkörper bleibt angezogen. Der aktive Partner behält seine Kleidung vollständig an.

Der entkleidete Partner legt sich auf den Rücken und stellt die Beine auf und lässt sie zur Seite klappen. Dabei wird das linke Knie von ein oder zwei Kissen abgestützt. Der Massierende nimmt rechts daneben auf einem Sitzkissen Platz, führt sein rechtes Bein unter das des liegenden Partners und setzt das linke Bein über dessen Bauch (siehe Abbildung).

Für beide sollte die Position angenehm sein. Nun führen Sie die sieben Abschnitte der Orgasmischen Körpermeditation nach Pospiech und Lieder wie folgt durch:

1. **Yin/Yang-Ausgleich Rückseite:** Stellen Sie eine Verbindung von Innen und Außen durch Streichen der Körperaußenseiten Ihres Partners mit der Handfläche her. Wiederholen Sie die Übung zweimal, je etwa 7 bis 8 Minuten.

2. **Chakrenaktivierung Rückseite:** Massieren Sie Sexual- und Herz-Chakra (siehe S. 156) Ihres Partners kreisend mit einem

anregenden Massageöl. Bei Männern liegt der Fokus auf dem Sexual-Chakra, bei Frauen auf dem Herz-Chakra. Die Massage dauert etwa 7 bis 8 Minuten.

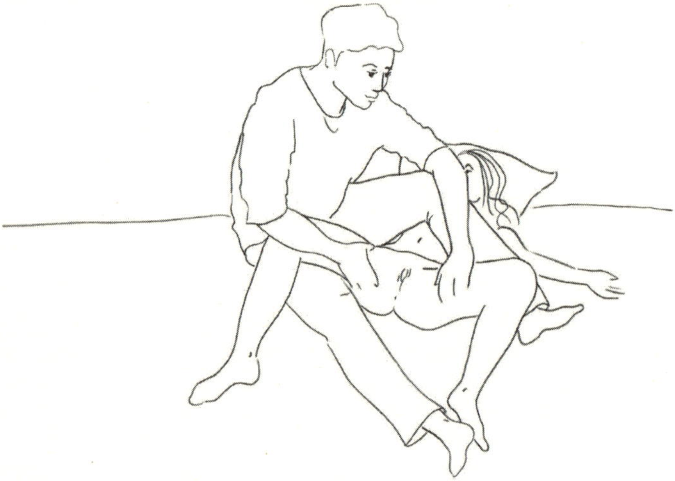

Position für die Orgasmische Meditation.

3. **Yin/Yang-Ausgleich Vorderseite:** Yin steht für das Weibliche, die rechte Körperhälfte und die inneren Körperteile. Yang verkörpert hingegen das Männliche und die linke Körperhälfte sowie die äußeren Körperteile. Bringen Sie die beiden Pole in Balance und schaffen Sie damit ein Gleichgewicht von Körper, Geist und Seele, indem Sie Innen und Außen durch Streichen der Körperaußenseiten mit der Handfläche verbinden. Wiederholen Sie die Übung zweimal, je etwa 7 bis 8 Minuten.

4. **Chakrenaktivierung Vorderseite:** Regen Sie Sexual- und Herz-Chakra (siehe S. 156) an, indem Sie diese kreisend

mit einem angenehm duftenden Massageöl massieren und verbinden. Bei Männern wird auf das Sexual-Chakra fokussiert, bei Frauen auf das Herz-Chakra. Die Massage dauert etwa 7 bis 8 Minuten.

5. **Entspannung im Genitalbereich Mann:** Üben Sie beim Mann einen rhythmischen Druck auf *Mula* (Damm und Anus) aus. Legen Sie die Hand auf Lingam (männliche Genitalien) und *Scrotum* (Hodensack), und drücken Sie im Rhythmus der Atmung mit dem Finger auf den Damm am Wurzel-Chakra.
   Bei der Frau wird die Hand auf die *Yoni* (weibliche Genitalien) gelegt, wobei der Mittelfinger in der Spalte liegt. Im Rhythmus der Atmung wird sanft mit dem Finger auf die Spalte geklopft.
   Die Anwendung dauert etwa 15 Minuten.

6. **Oming/Intensiver Verlängerter Orgasmus (IVO):** Streichen Sie beim Mann den Bereich daumenbreit unterhalb der Eichel in kreisenden Bewegungen oder mit dem Daumen hoch und runter, oder massieren Sie diese Zone zwischen Daumen und Zeigefinger.
   Bei der Frau wird vom Schambeinrand aus langsam mit dem Zeigefinger in einer Linie nach unten in kleinen Kreisen bis zum »Klitorisdach« massiert. Danach den oberen 4. Quadranten der Klitoris (bzw. ganze Klitoris) in kleinen Bewegungen von oben nach unten streichen.
   Alternativ können der A- sowie G-Punkt (siehe S. 64 u. 77) durch die »Komm her«-Bewegung mit einem oder zwei Fingern stimuliert werden.
   Nehmen Sie sich etwa 20 Minuten Zeit für diese sinnliche Übung.

7. **Energie ausstreichen, Grounding, Liegen:** Nun wird der Fokus noch mehr auf langsame, nach unten streichende Bewegungen gerichtet. Hierdurch werden die orgasmischen Energien nach unten befördert und der Erdungsprozess (*Grounding*) wird eingeleitet. Der Partner, der massiert, platziert seine linke Hand auf dem Geschlecht des liegenden Partners, legt die andere Hand darüber und übt sehr leichten Druck aus. Die Hände verweilen dort, bis das Gegenüber vollkommen zurückgekehrt ist. Der massierte Partner liegt schließlich noch, solange er möchte, und spürt nach.
   Der massierende Partner teilt seinem Gegenüber nun mit, dass die Meditation/Massage beendet ist. Anschließend streift er das Gleitmittel sowie die Lubrikationsflüssigkeit vorsichtig mit dem Handtuch ab.

Einfacher kommen

Häufig liegt eine psychische Hemmung vor, die ihr oder ihm den Orgasmus erschwert oder gar verwehrt. Und noch einmal: Wenn Sie kommen möchten, sollten Sie, aber auch Ihre Partnerin die Jagd nach dem Orgasmus abblasen und loslassen. Genießen Sie den Moment und jede Berührung – das gilt für Soloeinlagen ebenso wie für den gemeinsamen Sex.

- Wichtig ist, dass Frau wie Mann im Einklang mit sich selbst sind, sich selbst, ihren Körper und ihre Sexualität annehmen und lieben. Komplexe sind der Lustkiller Nummer eins. Selbstbefriedigung verhilft zu einem positiven Körpergefühl und lässt die eigenen Vorlieben erkennen. Darüber hinaus erhöht Masturbation die sexuelle Begierde und steigert die Orgasmusfähigkeit.

- Zeigen Sie Ihrer Partnerin genau, was Sie möchten und was Ihnen ein tiefes Stöhnen entlockt. Sex bedeutet Geben und Nehmen. Sollte Ihre Partnerin Orgasmusprobleme haben, empfiehlt es sich, Erkundigungen über ihre Vorlieben einzuholen. Was wünscht sie sich? Bei welchen Berührungen steigert sich ihre Erregung? Finden Sie es heraus!
- Wenn Frauen nicht feucht genug sind, heißt das nicht unbedingt, dass sie nicht erregt sind. Allerdings kann dann die Reibung, die beim Sex entsteht, schmerzhaft sein und ihr Lustgefühl hemmen. Benutzen Sie in diesem Fall Gleitmittel. Auch Sie werden davon profitieren.
- Eine leicht gefüllte Blase intensiviert den Druck auf die Nerven im Intimbereich und steigert damit deren Sensibilität. Beckenbodentraining stärkt die orgastische Manschette (siehe S. 144) der Frau. Mit einer trainierten Beckenbodenmuskulatur lassen sich die Vaginalmuskeln gezielt anspannen, was das Lustgefühl erhöht. Ebenso wirkt das Zusammenhalten der Beine lustfördernd bei Frauen, da es hier zu einer Muskelkontraktion in der Vagina kommt. Lassen Sie das Ihre Liebste wissen. So können Sie ihr dabei helfen, leichter zu kommen.
- Wechseln Sie Rhythmus, Stellungen und Intensität des Liebesspiels, denn Eintönigkeit sorgt für Langeweile und wirkt sich nicht förderlich auf die Lust aus.
- Genießen Sie das Vorspiel in vollen Zügen und lassen Sie es ruhig eine Weile andauern. Das erhöht bei beiden Partnern die Erregung und damit auch die Durchblutung der Lustorgane, die so noch sensibler auf Reize reagieren.
- Natürlich ist es sensationell, das Hier und Jetzt zu genießen und völlig bei der Sache zu sein. Aber das Einbeziehen von Fantasien kann trotzdem nicht schaden, um bei beiden Partnern orgasmische Höhenflüge zu befeuern.

- Daneben können auch äußerliche Faktoren wie eine stimmungsvolle und ansprechende Umgebung lustfördernd sein. Bei Kälte wird die Durchblutung gestört, sorgen Sie also auch für eine angenehme Raumtemperatur.
- Mit der Pausentaktik lässt sich die Wucht des Orgasmus der Frau erhöhen. Viele Frauen schwören darauf, allerdings braucht es etwas Übung, bis man von dieser Maßnahme wirklich profitiert. Hierbei wird kurz vor dem Höhepunkt jede Berührung gestoppt. Erst wenn die Erregung komplett abgeebt ist, beginnt man von Neuem mit der Stimulation. Die Pause kann dabei zwischen einer Minute und mehreren Stunden dauern. Aber nicht nur Frauen profitieren davon, auch bei der Herrenwelt kann die Pausentaktik einen intensiveren Orgasmus bewirken.

Männliche Ejakulation herauszögern

Wenn Ihr Schatz Sie in der Kiste nach kürzester Zeit zum Beben bringt, Sie das Ganze aber noch länger hinauszögern möchten, gibt es einige Tricks, die Abhilfe schaffen und Ihre Entladung aufschieben. Und wenn nichts von alledem klappt, besorgen Sie es ihr nach Ihrem Gipfelsturm einfach mit der Hand oder dem Mund.

Start-Stopp-Technik: Kurz vor dem Samenerguss wird die Stimulation abrupt unterbrochen, bis der Ejakulationsreflex nicht mehr vorhanden ist. Anschließend kann die nächste Runde eingeläutet werden. So können Sie das in Dauerschleife weiterführen: an den Rand des Orgasmus bringen und dann wieder bremsen. Mit ein bisschen Training kann Mann oder Frau so seinen Ejakulationsdrang steuern. Am besten wird diese Technik zunächst beim Masturbieren geübt.

Squeeze-Technik: Wenn Sie merken, dass der Schuss naht, platzieren Sie Zeigefinger und Daumen unterhalb der Eichel um den Penis. Dann wird der Ejakulationsdrang für kurze Zeit eliminiert, indem die beiden Finger für 10 bis 20 Sekunden einen mäßigen Druck ausüben. Sie kann diese Technik natürlich auch bei Ihnen anwenden.

Penisring: Eine weitere Möglichkeit, die Ausdauer des kleinen Freundes und die Intensität der Erektion zu steigern, ist das Anlegen eines Penisrings. Die Latex- oder Silikonringe werden vor dem Geschlechtsverkehr über den Penisschaft und den Hodensack gestreift. Der Ring kann kurz vor dem Orgasmus abgenommen werden oder bis zum Finale dort bleiben. Penisringe blockieren den Blutrückfluss. Über die Wirksamkeit lässt sich streiten. Einige Männer sind von den Ringen begeistert, andere wiederum sind nicht von deren Effekt überzeugt. Da Penisringe bereits für kleines Geld zu haben sind, kann man sie bei Bedarf ruhig einmal ausprobieren.

PC-Muskel: Der PC-Muskel ist Teil der Beckenbodenmuskulatur und kann durch bewusstes Anspannen den Orgasmus herauszögern. Dabei führt man dieselbe Muskelkontraktion durch, die den Urinstrahl unterbrechen lässt. Der PC-Muskel lässt sich spielend durch Beckenbodentraining stärken.

Den Orgasmus vortäuschen

Traurig, aber wahr: Fast jeder hat schon einmal vorgetäuscht – Männlein genauso wie Weiblein. Es steckt keine große Kunst dahinter, da man ja meistens weiß, wie der Körper bei einem Orgasmus reagiert. Ein bisschen Zucken, intensiv stöhnen, die Atmung beschleunigen und fertig ist die Show. Die Gründe für den gefakten Höhepunkt sind unterschiedlichster Natur. Frauen wollen beispielsweise den Partner nicht enttäuschen und ihm ein gutes Gefühl geben. Manchmal ist das Ziel aber auch das schnellstmögliche Ende eines unangenehmen Geschlechtsverkehrs. Bei vortäuschenden Männern sind die Absicht meistens dieselben.

Wenn Ihre Liebste zu den 80 Prozent der Frauen gehört, die den Orgasmus vortäuschen, sollte Sie ihrem Schauspiel ein Ende setzen. Und Gleiches gilt für Sie, falls Sie das auch gerne exerzieren – wenngleich das bei Männern nur äußerst selten der Fall ist und es von Frauen auch leichter entlarvt wird. Mit Vortäuschen richtet man mehr Schlechtes als Gutes an. Die Partnerin oder der Partner fühlt sich gekränkt und sucht den Fehler bei sich. Man sollte so etwas dem Schatz also niemals antun!

»Mut zur Ehrlichkeit« heißt die Devise. So haben Sie eine bessere Chance auf wirklich guten Sex und den ekstatischen Höhepunkt, ansonsten wird sich nämlich nicht viel bessern. Sprechen Sie gemeinsam mit Ihrer Partnerin über Ihre gemeinsamen Vorlieben und führen Sie sich gegenseitig im Bett. Zeigen Sie ihr, was Sie wirklich auf Touren bringt, und erfüllen Sie auch die Wünsche Ihrer Liebsten.

Bringen Sie Licht ins Dunkel und fragen Sie ganz offen, ob sie Sie nicht auch schon einmal mit einer bühnenreifen Orgasmusshow imponieren wollte, die eigentlich gar keine war.

5. AKT

NACH DEM SPIEL IST VOR DEM SPIEL

Bindung stärken oder Zeit für einen Abgang

Wenn ihre Körper nach zwei Stunden die höchste Lust erreicht hatten, blieben sie beide nackt, um ihre körperliche Vertrautheit fortzusetzen, die Harmonie zu genießen, die nicht nur zwischen ihnen herrschte, sondern alles, was sie umgab, mit einbezog.

GEORGES SIMENON: *DAS BLAUE ZIMMER (LA CHAMBRE BLEUE)*

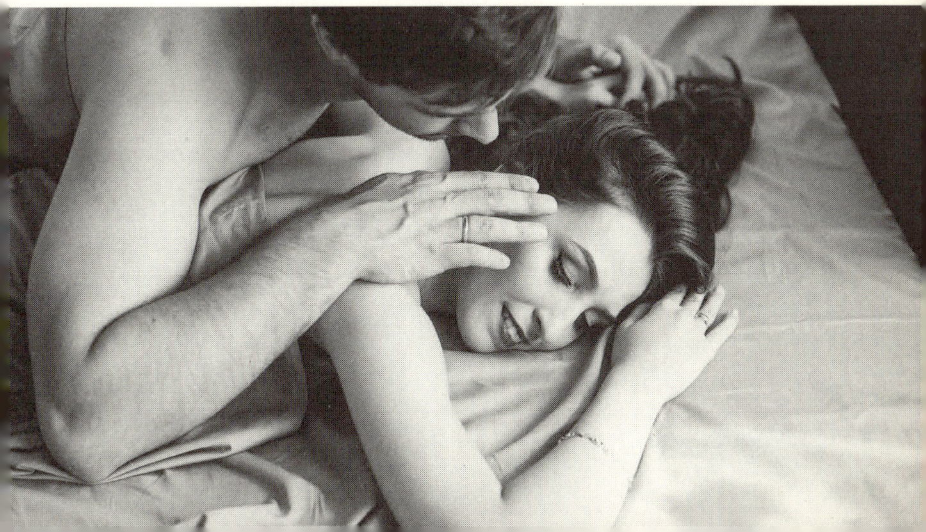

Auf den vierten Akt folgt der fünfte, denn nach dem Höhepunkt ist noch lange nicht Schluss. Beide liegen nun beieinander und haben ein zufriedenes Lächeln auf dem Gesicht. Männer und Frauen sind förmlich betäubt von dem erregenden Schauspiel, das sie gerade absolviert haben. Nach all den Hormonen, die während eines Orgasmus ausgeschüttet wurden, wird nun im Gehirn die Produktion von Prolaktin und Oxytocin angekurbelt. Die Stoffe sind auch als Kuschelhormone bekannt, machen müde und festigen die Bindung zwischen den Liebenden. Verpassen Sie diesen sinnlichen Teil des Liebesspiels bloß nicht, denn durch Streicheln und Umarmungen wird die Oxytocin-Produktion weiter erhöht. Dieser Appell richtet sich insbesondere an Sie, liebe Männer. Kosten Sie Ihre Entspannung aus und geben Sie sich zärtlichen Berührungen hin.

Nachspiel, was ist das?

Ein zärtliches Nachspiel scheint nicht in allen Betten selbstverständlich zu sein. Meistens schläft der Mann ein und die Frau hechtet in Richtung Badezimmer. Keiner sagt, dass Sie sich nach dem Orgasmus stundenlang liebkosen müssen, aber eine halbe Stunde sollte durchaus drin sein. Danach können Sie entweder in die zweite Runde gehen, sich etwas Leckeres zum Essen ins Bett holen oder auf den leidenschaftlichen Sex, den Sie gerade hatten, mit einem Glas Champagner anstoßen.

Sie fragen sich jetzt wahrscheinlich, was denn bitte schön genau ein Nachspiel ist. Die Erklärung ist relativ einfach. Es ist das Auskosten des Nachhalls des Höhepunktes. Dabei liegt eine einzigartige erotische Stimmung in der Luft. Man ist glücklich, entspannt, gelöst und befriedigt. Ein Nachspiel ist die Verlängerung dessen, was Sie vorher miteinander erlebt haben. Es wäre eine Vergeudung, sich das entgehen zu lassen.

Schon im Kamasutra heißt es, der Abschied der Körper soll nicht abrupt, sondern langsam erfolgen. Verharren Sie deshalb noch eine Weile ineinander. Legen Sie die Stirn aneinander und umarmen Sie sich. Es ist für Frauen ein sehr sinnliches Gefühl zu spüren, wie der schlaffe Penis langsam aus der Scheide herausgleitet.

Bei Männern ist, wie Sie wissen, die Eichel nach dem Orgasmus sehr empfindlich und man lässt sie deshalb am besten in Ruhe. Bei Frauen sieht das anders aus. Ihr Venusdelta ist gelöst und weich. Hier sind weitere Berührungen durchaus willkommen. Man kann sie zart mit den Fingerspitzen umkreisen oder ein mit warmem Wasser getränktes Tuch auf den Venushügel legen. Sie können die Kleine danach trocken küssen. Wenn sie nicht gekommen ist, können Sie ihre Vulva mit Händen oder Mund bedenken. Oder sie legt selbst Hand an und Sie können sich daran erfreuen, ihr beim Orgasmus zuzuschauen. Und natürlich sind jede Menge Streicheleinheiten angesagt! Zum Streicheln eignen sich ebenfalls Seidentücher oder Federn. Sie können sich aber auch gegenseitig liebevoll massieren (siehe S. 66).

Was auch immer Sie tun, es wird Ihre Bindung nachhaltig stärken!

Bitte nicht das

Es gibt grundlegende Dinge, die nach dem Sex (und meistens auch davor und währenddessen) absolut unangebracht sind und das Stimmungshoch vernichten. Ganz oben auf dieser Liste steht, der Partnerin nach dem Akt die kalte Schulter zu zeigen oder sich vom Acker zu machen. Was Sie ansonsten tunlichst lassen sollten, erfahren Sie im Folgenden.

Nehmen und Geben: Viele Frauen sind nach einem Orgasmus in Plauderlaune. Ignorieren Sie das Geplänkel Ihrer Liebsten also nicht, nehmen Sie sie in den Arm und hören Sie ihr zu. Ansonsten enttarnen Sie sich als Chauvi. Plappert sie wie ein Wasserfall, kann ein Kuss auf den Mund helfen.

Keine Fragen: Überspringen Sie die berühmte Wie-war-ich-Frage. Das sollten Sie eigentlich gemerkt haben.

Kein Weg führt ins Badezimmer oder vor den Fernseher: Der Gang zur Toilette ist erlaubt, wenn es unbedingt notwendig ist, alles andere ist tabu. Da macht es keinen Unterschied, ob gerade ein äußerst wichtiges Basketballspiel auf dem Sportsender übertragen wird. Das müssen Sie sich halt später in der Wiederholung ansehen. Widmen Sie Ihre Aufmerksamkeit nun ausschließlich Ihrer Liebsten und geben Sie sich dem Nachspiel hin.

Rauchen: Aufstehen und sich auf dem Balkon oder im Wohnzimmer einen Klimmstängel anzünden geht leider gar nicht. Entweder Sie erledigen das zu zweit zwischen den Laken oder Sie lassen es einfach sein!

Finger weg: Greifen Sie danach bloß nicht zum Handy und checken E-Mails, SMS, Facebook oder sonst irgendetwas. Das zeugt von absolutem Desinteresse und hat hier nichts, aber auch gar nichts zu suchen.

Zu viel des Guten: Sie mögen nach dem Sex im Liebesrausch sein, aber überfluten Sie Ihr Gegenüber nicht mit Liebesbekundungen und Zukunftsplänen, die lediglich Ihrem momentanen Hormonlevel geschuldet sind.

Unpassende Bemerkungen: Ebenso unangebracht sind unpassende Bemerkungen. Es mag sein, dass Sie den Pickel am Kinn bemerkt haben, aber Sie müssen ihn nicht weiter kommentieren. Genauso ist jetzt auch nicht der Zeitpunkt, Beziehungsprobleme auszudiskutieren, von der Expartnerin zu sprechen oder den Sex zu kritisieren. Lassen Sie Ihre Taktlosigkeit stecken und kehren Sie lieber Ihre charmante Seite heraus.

Abgang: Wenn Sie direkt nach dem Sex das Weite suchen, vermiesen Sie alles, was vorher war. Wenn Sie Ihre Partnerin allerdings schnell loswerden möchten und keine weiteren Treffen planen, fahren Sie die richtige Strategie – wenngleich es eine miese ist.

Schlechtes Gewissen: Männer werden häufig von einem schlechten Gewissen geplagt, weil Ihre Holde keinen Höhepunkt hatte. Das ist nicht nötig. Wie gesagt, der Weg ist das Ziel. Machen Sie sich locker!

Neues Wissen gekonnt einsetzen

Der Vorhang ist gefallen und das Liebesspiel wartet auf die nächste Vorstellung. Sie haben wieder ein wenig mehr über ihre und vielleicht auch Ihre persönlichen erotischen Vorlieben erfahren. Behalten Sie die Neuigkeiten im Hinterkopf und feilen Sie beim nächsten Mal weiter daran.

Und wenn Sie es ganz genau wissen möchten, sprechen Sie einfach mit Ihrem Objekt der Begierde über Ihre gemeinsame Sexualität. In der Liebeskunst ist die verbale Kommunikation ebenso entscheidend wie die nonverbale.

Meine Herren, auf geht's! Legen Sie das Buch nun zur Seite und ab in die Kiste mit Ihrer Sexgöttin! Genießen Sie den ultimativen Sex in vollen Zügen und lassen Sie es ordentlich krachen!

SEXY LEXIKON – BEZEICHNUNGEN, DIE SIE KENNEN SOLLTEN

A tergo: Damit sind Sexpraktiken gemeint, bei denen der aktive Partner den passiven von hinten anal oder vaginal penetriert.

A2M: A2M ist das Kürzel für Ass to Mouth. Die Bezeichnung sagt bereits alles: Der Penis wird direkt nach dem Analverkehr in den Mund des Partners geschoben.

AC/DC: Umgangssprachliche Bezeichnung für Bisexualität.

Albanisch: Eine Sexpraktik, bei der die Kniekehle der Partnerin mit dem Penis penetriert wird.

Ampallang oder Prinz Albert: Dabei handelt sich um ein Piercing, das waagerecht durch die Eichel gestochen wird.

Anal Bleaching: Hier wird die Afterregion aus ästhetischen Gründen gebleicht.

Andreaskreuz: Bei einem Andreaskreuz handelt es sich um zwei überkreuzte Holzteile. An den Enden sind Vorrichtungen für Fesselspiele angebracht.

Anilingus: Anilingus ist eine Sexpraktik, bei der der Analbereich mit der Zunge oder dem Mund stimuliert wird. Manche gebrauchen den englischen Begriff »Riming« hierfür.

Aphrodisiaka: Aphrodisiaka sind luststeigernde Mittel. Sie können aus pflanzlichen, tierischen oder pharmazeutisch hergestellten Substanzen bestehen.

Arabisch: Bei dieser Sexpraktik wird der Geschlechtsverkehr regelmäßig für kurze Zeit unterbrochen. In den Pausen wird der Penis mit heißem Wasser oder mit Öl benetzt.

Axilismus: Bei dieser Sexpraktik wird die Achselhöhle penetriert.

Balak: Phallus (aus Wachs oder Holz gefertigt).

Barebacking: Analverkehr, der ohne Kondom durchgeführt wird, wird als »Barebacking« bezeichnet.

Bellybuttonshot: Wenn der Mann in den Bauchnabel der Partnerin ejakuliert.

Blowjob: Oralverkehr beim Mann, auch »Fellatio« genannt. Die männlichen Genitalien werden dabei mit Mund, Zunge und Lippen stimuliert.

Blümchensex: Sanfter und besonders zärtlicher Sex wird als »Blümchensex« bezeichnet.

Bondage: Bondage sind erotische Fesselspiele. Hier wird der devote Partner vom dominaten Part gefesselt.

Bonjour-Tropfen: Bonjour-Tropfen werden auch Lusttröpfchen oder Glückstropfen genannt. Dabei handelt es sich um eine Flüssigkeit, die im Zuge der Erregung aus dem Penis austritt (Lubrikation). Manchmal enthält sie bereits kleine Mengen Sperma.

Bukkake: Bukkake ist eine Gruppensexpraktik. Hier ejakulieren mehrere Männer gleichzeitig auf das Gesicht einer Frau.

CFNM: Die Abkürzung CFNM steht für Clothed Female, Nacked Man. Dabei handelt es sich um sexuelle Handlungen, die von einer bekleideten Frau bei einem nackten Mann ausgeführt werden.

Cock Stuffing: Beim Cock Stuffing werden Utensilien in die männliche Harnröhre eingeführt, die dadurch gedehnt wird. Die Praktik ist sehr gefährlich, weshalb von ihr abgeraten wird.

Coitus a unda: Sexuelle Handlungen, die im Wasser stattfinden.

Coitus interruptus: Unterbrechen des Geschlechtsaktes durch Herausziehen des Penis aus der Scheide vor der Ejakulation. Coitus interruptus wird als Empfängnisverhütungsmaßnahme ausgeführt, bietet aber keinen sicheren Schutz.

Coitus reservatus: Das Hinauszögern des Höhepunkts des Mannes durch Meditation.

Creampie: Diese Bezeichnung stammt aus der Pornobranche und beschreibt das Auslaufen des Spermas aus Mund, Anus oder Vagina.

Cumcollect: Bei dieser Praktik ejakulieren mehrere Männer in ein Gefäß, das anschließend von einer Frau ausgetrunken wird.

Cumshot: Dieser Begriff stammt aus der Pornobranche und beschreibt das für das Publikum sichtbare Ejakulieren des Mannes auf der Vagina.

Cunnilingus: Cunnilingus ist das Gegenstück zum Fellatio (Blowjob). Hier wird der Intimbereich der Frau mit Mund und Zunge stimuliert.

Darkroom: Dabei handelt es sich um einen dunklen Raum, der für anonyme Sexspiele besucht wird.

Deep Throat: Dieser Begriff stammt aus der Pornobranche und bezeichnet das Einführen des Penis bis in den Rachen während des Oralverkehrs.

Dental Dam: Ein Dental Dam ist ein Latextuch, das ursprünglich für medizinische Zwecke eingesetzt wurde. Um beim Cunnilingus oder dem Anilingus unmittelbaren Mundkontakt zu vermeiden, wird es auch beim Sex verwendet.

Earshot: Beim Earshot ejakuliert der Mann in das Ohr der Partnerin.

Englisch: Hierbei wird dem Partner die Wahrnehmung einzelner Sinne entzogen.

Eyeshot: Beim Eyeshot ejakuliert der Mann in die Augen der Partnerin.

Facesitting: Beim Facesitting platziert ein Partner seine Genitalien auf dem Gesicht des anderen, um sich in dieser Stellung oral stimulieren zu lassen.

Facial: Dieser Begriff kommt aus der Pornobranche. Hierbei wird in das Gesicht der Partnerin ejakuliert.

Fellatio: Siehe Blowjob

Fetisch: Die sexuelle Besetzung von Objekten, Orten oder Körperteilen.

Feuchter Traum: Bei einem feuchten Traum ejakuliert der Mann oder die Frau unbewusst während des Schlafens und ohne äußere Stimulation.

Florentinisch: Bei dieser Sexpraktik versteift sich der Penis durch starkes Nachhintenziehen der Peniswurzel.

Französisch: Französisch ist eine unspezifische Bezeichnung für Oralverkehr. Beim Mann spricht man von Fellatio, bei der Frau von Cunnilingus.

Furtling: Bei dieser Sexpraktik steckt der Mann sein Glied während der Selbstbefriedigung durch ausgeschnittene Löcher in Zeitschriften, Zeitungen, Bildern usw.

Gangbang: Dieser Begriff kommt aus der Pornobranche und benennt eine Situation, bei der mehrere Männer abwechselnd eine Frau penetrieren.

Glory Holing: Männer schieben dabei ihr Glied in einer öffentlichen Toilette durch ein Loch in der Wand und lassen sich von einer zweiten Person auf der anderen Seite sexuell befriedigen.

Golden Shower: Hier wird zur gemeinsamen sexuellen Erregung auf den Partner uriniert.

Griechisch: Der Begriff wird synonym für Analverkehr verwendet.

Hafada: Ein Hafada ist ein Piercing, das durch die Hautfalte am Hodensack geht. Teilweise besteht es aus mehreren Ringen, die durch eine Kette verbunden werden.

Interracial: Dieser Begriff stammt aus der Pornobranche und wird für Geschlechtsverkehr zwischen Partnern verschiedener Hautfarben oder Ethnien gebraucht.

Italienisch: Bei dieser Sexpraktik werden die Genitalien des Partners mit der Achselhöhle stimuliert.

Jerk Off: Dieser Begriff wird synonym für Masturbation benutzt.

Kaviar: Kaviar wird im Zusammenhang mit Sex synonym für Kot verwendet. Hierbei soll der Kontakt mit Fäkalien oder deren Anblick (Koprophilie) sexuelle Lust hervorrufen.

Koprophagnie: Damit ist die sexuelle Vorliebe für den Verzehr von Exkrementen gemeint.

Lusttropfen: Siehe Bonjour-Tropfen

Masochismus: Hiermit wird das sexuelle Lustempfinden durch Schmerzen und erniedrigende Behandlung beschrieben.

Ménage à trois: Der Dreier ist auch unter diesem Ausdruck bekannt. Hierbei handelt es sich um Geschlechtsverkehr, der zu dritt ausgeübt wird. Dabei können entweder zwei Frauen und ein Mann oder zwei Männer und eine Frau involviert sein.

MILF: Diese Abkürzung steht für »Mother I'd like to fuck«. Seinen Ursprung hat sie in der Pornobranche. Damit ist eine reifere Frau gemeint, die sexuell anziehend ist.

Mongolisch: Bei dieser Sexpraktik gleitet das Glied zwischen den Pobacken der Partnerin auf und ab, dringt allerdings nicht in den Anus ein.

Mouthshot: Hierbei ejakuliert der Mann in den Mund der Partnerin.

Natursekt: Als Natursekt wird Urin bezeichnet. Zur gegenseitigen sexuellen Stimulation wird auf den Körper des Partners oder in seinen Mund uriniert.

Necking: Diese Bezeichnung meint den Austausch von sinnlichen Berührungen außerhalb des Intimbereichs.

Neunundsechzig (69): Bei dieser Sexpraktik befriedigen sich beide Partner gleichzeitig oral. Dabei liegen sie gegengleich.

Noseshot: Beim Noseshot ejakuliert der Mann in der Nase der Partnerin.

Persisch: Siehe Arabisch

Petting: Petting meint alle sexuellen Handlungen außer dem Geschlechtsverkehr. Gegenseitige Masturbation wird als »Heavy Petting« bezeichnet.

Pinkshot: Dieser Begriff kommt aus der Pornobranche. Von einem Pinkshot ist die Rede, wenn die weiblichen Genitalien nah herangezoomt werden.

Punching: Damit sind die Vor- und Rückbewegungen der Hand beim Fisting gemeint.

Pussy Spanking: Das erotische Schlagen auf die weiblichen Genitalien wird als Pussy Spanking bezeichnet.

Queef: Ein Queef oder auch Scheidenwind bezeichnet Geräusche, durch das Entweichen von Luft aus der Vagina entstehen.

Quickie: Hier fällt das Vor- und Nachspiel aus und der Geschlechtsverkehr beschränkt sich auf einen kurzen Zeitraum. Häufig finden Quickies außerhalb des heimischen Bettes statt.

Römische Dusche: Bei der Römischen Dusche wird der Partner bespuckt oder es wird sich auf ihm erbrochen.

Rosenblatt: Bei dieser Sexpraktik wird der Anus des Partners mit der Zunge stimuliert.

Russisch: Bei dieser Praktik wird der mit Öl benetzte Finger in den Analbereich des Partners eingeführt. Außerdem umschreibt die Bezeichnung penetrationslosen Schenkelverkehr. Dabei wird der Penis an den Oberschenkeln der Partnerin gerieben.

Sadismus: Die sexuelle Lustbefriedigung durch Demütigung und Qual anderer Menschen.

Sadomasochismus: Die Abkürzung für Sadomasochismus lautet S/M. Hier wird die Lust durch Demütigung und das Quälen anderer Menschen und umgekehrt durch das Misshandeltwerden erregt.

Sandwich: Bei dieser Sexpraktik handelt es sich um eine Doppelpenetration der Frau. Das heißt, sie wird gleichzeitig in Anus und Scheide penetriert.

Sex-Flush: Körperliche Veränderungen, die kurz vor dem Orgasmus eintreten, werden als Sex-Flush bezeichnet. Dazu zählen Hautrötungen, erhöhter Puls, beschleunigter Atem sowie gesteigerter Blutdruck.

Slow Sex: Hier wird der Geschlechtsverkehr sehr langsam ausgeführt. Oberstes Ziel sind Zärtlichkeit, Hingabe und Liebe.

Softcore: Dieser Begriff stammt aus der Pornobranche. Er umfasst Bildmaterial, das Geschlechtsverkehr zeigt. Im Gegensatz zu Hardcore-Pornos werden keine Genitalien und auch nicht die Ejakulation vorgeführt.

Squirting: Squirting wird fälschlicherweise häufig als weibliche Ejakulation angesehen. Allerdings ist es vielmehr ein Gemisch aus weiblichem Ejakulat und Harn, das aus der Harnröhre bzw. den Drüsen neben der Öffnung der Harnröhre spritzt.

XXX: Steht für pornografisches Material, das Hardcoresex-Szenen beinhaltet.